生命的重建

——发现爱的力量

陈美竹/著

SPM 南方传媒 | 广东经济出版社

— 广州 —

图书在版编目（CIP）数据

生命的重建：发现爱的力量/陈美竹著. —广州：广东经济出版社，2024. 5
ISBN 978-7-5454-9093-0

Ⅰ. ①生… Ⅱ. ①陈… Ⅲ. ①心理健康—普及读物 Ⅳ. ①R395. 6-49

中国国家版本馆 CIP 数据核字（2024）第 008109 号

责任编辑：易 伦
责任校对：陈运苗
责任技编：陆俊帆
封面设计：邓 翔

生命的重建——发现爱的力量
SHENGMING DE CHONGJIAN——FAXIAN AI DE LILIANG
出版发行：广东经济出版社（广州市水荫路 11 号 11～12 楼）
印 刷：广州市豪威彩色印务有限公司
（广州市增城区宁西街新和南路 4 号）
开 本：880mm×1230mm 1/32　　印 张：10. 75
版 次：2024 年 5 月第 1 版　　印 次：2024 年 5 月第 1 次
书 号：ISBN 978-7-5454-9093-0　　字 数：245 千字
定 价：79. 80 元

发行电话：（020）87393830　　编辑邮箱：gdjjcbstg@ 163. com
广东经济出版社常年法律顾问：胡志海律师　　法务电话：（020）37603025
如发现印装质量问题，请与本社联系，本社负责调换。

推荐序一

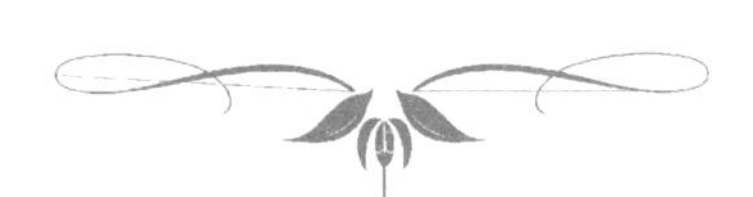

真实的故事往往比小说和电影还神奇。

本书的作者陈美竹女士与我相识多年，我们是在2016年我的一次课上认识的。我从事企业咨询及总裁班教学多年，见过世界各地大大小小的创业者与学生。第一次认识她的时候就感觉她是如此的平凡却又如此的不平凡。

每次我们的课堂上都有几百甚至上千人，但是在人群当中，她的激情、她的热情、她的认真……很撼动人心，已经无法用努力来形容，应该用“以生命来学习”来形容她。偶然的机会，她与我交谈，一开始我以为在众多的创业者中，她只不过是口头上说她要努力、要改变自己、要创业，因为这样的人着实非常多，但一次又一次的见面，以及过了好多年后，再次联系上她时，她已经在茫茫人海中、在繁星点点中成了耀眼的企业家。她不只是帮代理销售的品牌发扬光大，更是把从珠三角辐射全国的营销团队，从一颗星星闪耀到整片星海！她就像黑暗中的星光，让希望的光明洒满了整个天空！如果你有机会认识她，你会发现她绝对配得上“星光满怀”这四个字。

她的内心坚强无比，她的耐力令人赞叹，她的沟通力、斗志与生命力令人啧啧称奇。我不知道这样的天性是否与她从小生长的环境有关，就像人们说的：贫苦的孩子早当家。纵然有千千万万贫苦人家的孩子，她绝对可以成为典范。尤其在女性创业者中，她绝对是典范。

或许现在的她还不是超级富豪，不是上市大企业的老板，但她创业的故事，她艰苦卓绝、从零到有、待人真诚、努力向上的故事，一定可以感动你、激励你，让你在夜晚翻阅这本书的时候，能感觉到星光满怀！它会是你爱不释手的一本书，它会让你在痛苦、迷茫时感觉到星光满怀！

我郑重将这本书推荐给所有创业者及追求梦想的朋友们。致所有创业团队，满怀创业希望，加油吧！

洪豪泽

畅销书作家

“全球创业人物实录”自媒体平台创办人

推荐序二

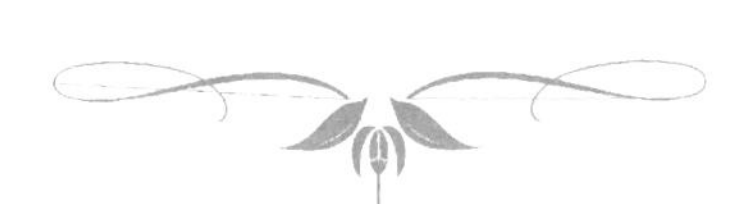

八年前，我在做教育培训的时候，认识了美竹，那时候我对她的印象就是两个字："疯狂"，是她对学习的疯狂。有人说，真正的热情，就是能在不同的温度里沸腾，而她就是这样一个时刻充满能量的人。

那时候我在一家教育培训公司担任CEO，我的经营宗旨一直都是：要为客户提供真正有价值的课程和服务！尤其在他们选择课程的时候，我都会建议他们冷静客观，结合自己的能力，选择适合自己的课程才是关键，而不是人云亦云。然而，八年前在一个活动现场，一个瘦瘦小小的身躯成功引起了我的注意。

成功引起我注意的，不是她在现场报名了所有课程，而是她那让我忘不了的眼神，她炙热的眼神里是对知识的渴望，是想要进步的欲望，是对学习的无比真诚，我被她的热忱深深感动。

被她感动，也更为她骄傲，因为在后来所有正式课的学习过程中，我总能看到她认真学习的身影，总能看到她热泪盈眶地分享，总能看到她毫无保留为周围人付出。而她的这种利他思维不仅体现在社交上，更体现在带团队中。那时候她正在创业，每次她总能很快速地将所学内容学以致用，同时赋能团队成员共同成长。

后来，美竹加入我的公司，成了我团队中的一员，也是我团队中优秀的主持人，那时候我们经常一起飞往世界各地举办活动，在朝夕相处中，越是深入了解她，越是让我感觉到有她这样的“小太阳”在身边，任何时刻都能感觉到温暖。

举办活动是很繁杂辛苦的过程，夜以继日地工作是常态，我常常因为很多人排队做咨询加班到很晚，考虑到她是主持人，第二天一早就要上台，所以每次我都会让她先回去休息，但她总是默默陪我奋战到最后。

有一年，我的感情出现问题，情绪比较低落，而她也是第一时间放下手头的工作，默默陪在我身边。那段时间我们每天住在一起，她总是把屋子收拾得干干净净，把家里整理得井井有条，我知道，她很贴心，她是想让我保持好的心情。

她的好总是这样润物细无声。

我们一起经历的故事实在太多，说都说不完。无论是欢笑还是泪水，都是我们在一起奋斗过的印记。

五年前，我在几位小伙伴的邀请下，一起参与了中医健康养生项目，联合创办了现在的黄飞鸿健康养生科技（广州）有限公司，除此之外，我还担任公司内部商学院的院长。

选择中医健康养生这个行业，我是经过深思熟虑的，对于曾因病魔缠身，在死亡边缘徘徊的我来说，我比其他人更能体会到拥有健康的宝贵，而现在自己有能力和机会把健康带给周围人，我深感自豪，也有很强的使命感，也坚信这是一项伟大的事业。

当时，身边也有很多优秀的伙伴选择跟我一起加入这个项目，美竹就是其中一个。她当时在演讲方面已经收获了很大的成绩，也有自己的一片天地，但最终她还是坚定地投身到健康产业。后来，在书中看到她分享自己的经历之后，我才知道，原来这也是她的夙愿。

村上春树曾经写道：每个人都有属于自己的一片森林，也许我们从来不曾去过，但它一直在那里，总会在那里。迷失的人迷失了，相逢的人会再相逢！

在美竹的书中，我看到了她的那片森林，也看到了深藏在她内心的遗憾，这些遗憾都成了她从事健康产业的源动力。原来她的父亲在她高中的时候就因胃癌过世了，她父亲的身体刚开始出现一些隐藏的症状时，家里人对此毫无意识，加上那时候的医疗水平和设施都不发达，她的父亲最终耽误了治疗。父亲的离开成了她心里永远的痛……我感动于她对健康事业的这份执着，我相信，经历过的人，都能感同身受。

极度的坦诚，就是无坚不摧，这也是我看到她对待生命的态度。这次她鼓足勇气，完成了《生命的重建——发现爱的力量》这本书，我知道这个过程极其不易，虽然人们都喜欢缅怀过去，但再次咀嚼过去的种种辛酸苦楚，却需要极大的勇气，而她做到了，那个眼睛里充满星光的女孩，她做到了，她把自己的学习、成长、蜕变的经验，无条件分享给读者。我相信会有更多人通过这本书找到自己的初心，找寻来时的路。

最后，我想对那个曾经站在我面前，看似瘦小，却无所畏惧的女孩说：恭喜你，成为你自己！

李秀贤

推荐序三

在2017年的一次创业课程学习中，我认识了美竹，当时她分享的故事深深触动了我，这个瘦瘦小小却充满能量的女生给我留下了很特别的印象。

她从小失去父亲，母亲一个人承担着巨额欠款，每天辛勤工作，将三个孩子抚养成人……从她分享的故事中，我感受到了一个伤痕累累却从未对命运屈服的倔强灵魂。贫困的单亲家庭、艰苦的成长环境并没有让她自暴自弃，反而坚定了她想要出人头地的决心。

那次我们未有机会深谈，但我却很想给她一个大大的拥抱，很想为她做些什么。那时候我隐约感觉到，未来我与她会有更多故事……

果不其然，两年后，她成了我团队中的一员，而且是非常重要的一员。她一年的业绩达到上千万元，是整个团队中第一个完成全年业绩的人，为此公司还特别奖励了她一辆特斯拉。

公司的每场千人盛典，她也是不可替代的主持人。她小小的身躯站在面对千人的舞台上，总能散发出无与伦比的魅力，总能轻松燃起所有人的热情，又总能不经意间触动大家内心最脆弱的那根神经，让所有人泪流满面。

2020年的一场大火，更是让我看到了一个坚韧无比的她。她从火灾中死里逃生，当我赶到医院，看到满面漆黑、被剃光了头发，从死神手里夺回一命的她时，我的眼泪止不住流了下来，但她却笑着握着我的手说："没事的，我不疼！"

治疗过程中，她烧伤的地方需要定时换药，伤口血肉模糊，身旁的人都不忍直视，都为她难过、哭泣，但她从头到尾都咬着牙，一滴眼泪都没有流过。

我感觉到这个女孩毅力非凡，她的背后一定有着很多不为人知的心酸故事，不然不会让她拥有如此闪光而又撼动人心的一面。直到读完这本《生命的重建——发现爱的力量》，我终于明白，她的力量源泉来自于哪里……

妈妈的勤劳、善良，爸爸的乐观、质朴，铸就了她骨子里纯粹而美好的本性；从小跟在父母身边创业，耳濡目染，也让她拥有了经商的头脑；一路荆棘，更是让她拥有了在任何环境下都不轻言放弃、坚韧不拔的毅力。

在她身上发生了太多太多不可思议的事情。爸爸的去世、亲人的误解、创业的挫折和七次直面生死的考验，都在她的转念中成为闪耀的星光，照亮了她未来的人生之路。

就像书中提到的，父亲因为跟小姑父去上海做生意被骗，欠下巨额债务，由于压力过大，父亲最后身患重疾离世；家中亲戚的种种行为，又让她看尽了世态炎凉。面对这些变故，她在书中告诉我们："把那些曾经伤害过我们或者让我们失望的人，当作是人生给我们上了一节体验课而已。不用太在意，也不必太计较得失，而是要学会从中总结经验、吸取教训，让其成为自己成长路上特殊的养分。把失望转化成因此而获得经验教训的感恩之心，最终受益的当然还是我们自己。"

又如她在父亲过世后的那些孤独、恐惧的日子里，在无尽的黑暗中，她慢慢振作起来，并且悟到了这样一个道理："如果始终对内心恐惧的事情念念不忘，以至于被它们奴役，不如给自己一个恐惧保险箱，把所有的担心都写下来，全部放在保险箱里。告诉自己即使这些事情发生，也要继续去做我该做的事情，只是需要暂时把我的恐惧安全地存放在这里，等我完成该做的事情，我会来取走我的恐惧。这时，就能放下恐惧轻松上阵，而你会发现你所担心的从来都没有发生过。只有站在阳光里，才能慢慢晒走黑暗。"

是的，只有站在阳光里，才能慢慢晒走黑暗。这本书详细记录了美竹的成长过程，从她艰苦的童年时光到频频获得奖学金的大学时代，再到不忘初心的创业经历，从一个又一个娓娓道来的故事中，我感受到了她生活的不易，也看到了她华丽的转变。把所有的不幸变成点点星光，变成激励自己不断前进的动力，这样的精神绝对是值得我们每个人学习的。

她家族中发生的故事，映射出了每个家庭都可能存在的矛盾——那些剪不断、理还乱的感情，那些至今仍未解开的心结……如果你也正在经历这些困扰，在这本书中，相信你都能找到答案，并且被悄悄治愈。

通过她所经历的亲情、友情、爱情，以及童年、少年、青年和成年后创业的点点滴滴，我们在不经意间看到了自己的影子，让人思考，产生共鸣。

我在想，如果当时自己也有美竹这样的心态，说不定今天的结果会不一样吧！

人的一生不可能一帆风顺，总会遇到各种各样的挫折和考验，但我希望大家能够像美竹一样，在每一次的挫折中，都能看到熠熠生辉的星光，并能用它抹去心中的伤痕，迎来崭新的明天！

写作是一种情绪的释放，希望在本书出版之际，美竹能够忘却过往所有的悲伤和不幸，在未来的人生路上星光满怀、一片坦途，也希望这本书能为更多人照亮回家的路。

刘海燕

黄飞鸿理疗馆创始人

推荐序四

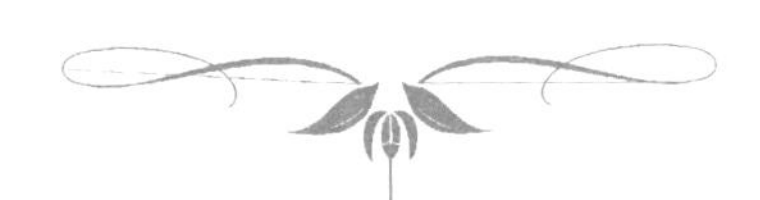

生命，就是要不遗余力地做好每件事——这是我认识美竹（我亲切地叫她竹总）后，从她身上感受到的最深切体会。从她的真实经历中，我明白了一个道理：再远大的前程，都应当与初心殊途同归。

自“全球创业人物实录”创办以来，我们已经采访了数百位来自世界各地的优秀创业者，并通过后期的编撰、整理，报道了他们的真实IP故事。竹总就是其中一位，也是给我留下深刻印象的一位，因为她把“爱”刻进了骨子里，因为她总是可以在不同的温度里沸腾，因为她即便在世界的尽头流浪，也能拥有超强的生存力。

有人说“最舒服的感情，就像上辈子的久别重逢”，我对此深信不疑。在采访之前，我跟竹总素未谋面，但在拨通电话后，听到她爽朗清脆的声音，瞬间就让我倍感亲切。那天，我们畅聊了近两个小时，采访也很顺利，情到深处，竹总更是数次潸然泪下，展露了她的真实内心，也让我感受到了她那份宝贵的信任。

生活嘛，就像洋葱，切开难免会流泪。

故事报道后不久，突然有一天我接到竹总的来电，依然是那清脆爽朗、充满磁性的声音，一听就让人充满能量。这次她主要是来沟通合作出书的事情，原来这是她从初中开始就在心里种下的一颗种子，纵然流年似水，而她年少时的梦想始终未变。

当时竹总在电话里很真诚地跟我说，通过这本书，她想回到童年，回到家乡，回到梦开始的地方，去记录自己这一路的成长和蜕变。她说，猫有九条命，而她有七条命，因为她曾七次与死神擦肩而过，每一次的华丽逆转都值得分享。她说，生活就是一本书，而文字最大的力量在于传承，不管时光如何变迁，有些精神、有些品德、有些人，注定需要被铭记。

我被她出书的初心深深触动，我们团队也义不容辞地接受了她的邀请。在我们的默契配合下，很快就有了这本《生命的重建——发现爱的力量》。

书名寓意很深，这是竹总真实人生的写照——“生命的重建”，也是她这一路乘风破浪的利器——“爱的力量”。她曾一度将自己的心门关闭，在父亲离世后，无数个深夜，陪伴她的只有日记和天上的星星。她说，每当想念父亲的时候，就会抬头看看天空中最亮的那颗星，并把对父亲的思念写进日记里。时间久了，她慢慢将心门打开，因为星光满怀，星光就是无限的希望。

实际上，竹总从小就热爱文字，一直有写日记的习惯，还经常给报社投稿。

在新书计划确认后，我开始与竹总进行更深入的对话，而越深入了解，我越佩服她。我佩服她的勇敢，因为很少有人敢真正直面过去。在回忆过去的点滴时，她都毫无保留地将自己“撕碎”，再将自己“重组”。她告诉我，未曾与恶魔接近，又怎能成为天使?

我佩服她的坚毅，因为很少有人历尽千帆还能保持初心。她的出生跟绝大多数人都不一样，同样是新生命，可她却不被期待，还未出生就被当成负担，但她用爱包容了身边的一切，并靠着自己的坚强意志，让自己成了正向、积极的人。

我佩服她的胸怀，因为很少有人能真正做到以德报怨。她上大学时就开始创业，并且热衷公益。可创业哪有风平浪静，心坎、钱坎、情坎、背叛的坎……这些都有可能遇到，但她始终会站在“利他”的角度考虑问题。

看完这本书你会明白，生命有尝不尽的酸甜苦辣，也有拥抱你的人间温暖；看完这本书你会发现，花落谁家不重要，懂得欣赏才重要；看完这本书你会知道，在喧闹的世界里，做一个清醒的旁观者弥足珍贵。因此我强力推荐这本书，它不仅要放在你的床头，更要随身携带，用竹总的故事时时激励自己。

周夫人
“全球创业人物实录”CEO、总编

目　录

第一部分　你有秘密藏在星光里吗？

第二部分　穷人眼里的星光就是活下去

第三部分　不想被踩在脚下，就要用力生长

第四部分　星星也会有藏起来的时候

第五部分　星星的眼泪

第八部分　星光满怀

第九部分　星　途

第一部分

你有秘密藏在星光里吗？

第1章
有些秘密，是源源不断的动力

多年以后，当再次翻开爸爸的这封信时，我特别希望时光能倒流，倒流到爸爸还健在的时候，回到那个时候我会对他说："爸爸，我不再叛逆了，你留下来吧！"

……

也许你和我一样，经历过一些痛苦挣扎；也许你和我一样，深藏着很多秘密；也许你和我一样，感受过死里逃生……而今我重获新生，这些早已成了我源源不断的动力，我也一直坚信：使我痛苦的，必使我强大。不管我们是谁，生于何时，长于何地，我想，我们都应该拥有星光满怀的人生。

2020年冬至这天，当我再次死里逃生，在大火中与死神擦肩而过，迷迷糊糊躺在医院病床上的时候，又想起了爸爸在我高一那年写给我的这封信，这封信是我和他之间的秘密，我从来没有告诉过任何人，现在想来，信中的每个字都是爸爸对我深深的爱。

莉莉：

你的信我已看过，信中的字字句句让我好难受。现在我们这个小家庭到了最艰难的时刻，但我坚信痛苦和困难是暂时的，只要我健康回家就能克服困难。我真诚地劝你认真去想想如何度过高中这两年。人生输出的多，得到的少（这是我们家乡话，爸爸当时是想跟我说，人生付出的多，得到的少）。希望你把时间抓好、抓紧，狠下心，刻苦、努力。我坚信，你是一个自信、有耐心、有毅力的好女孩，将来不论干什么，困难都挡不住你，你一定会成功。

你的父亲

2002 年 5 月 3 日

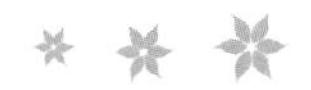

这就是我的爸爸，积极、乐观、开朗，永远把笑容挂在脸上，不管是作为家中长子、一家之主，还是作为丈夫、父亲，他永远都把责任揽在自己身上，什么事情都自己扛。风趣幽默是我对他最深的印象，在我们姐弟小的时候，他常常把我们抱在怀里，讲笑话给我们听。对我来说，他就如同天上的星星，会发光，会照亮黑夜里的路。

只是我从来没有想过，有一天他真的变成了夜空中那颗遥远的星。爸爸已经去世 20 年了，20 年久到足够让我们忘却很多事，但我永远也忘不了高二清明节的那一天。

那一天，爸爸在被病魔折磨了三年之后还是离开了我们，留下了妈妈、姐姐、弟弟和我，四个人相依为命。妈妈从此成了别人眼中的年轻寡妇，我们成了没有爸爸的三只小“老鼠”，我们变得非常自卑。

我不敢去上学，不敢走在人群中，更不敢抬头去正视旁人的眼睛，甚至他们多看我一眼，我都会觉得他们是在议论我，对我有“敌意”。从那之后，“怕被人瞧不起”这六个字就像魔咒一样附在我身上，具体的表现就是说什么话都没重点，做什么事都不敢表达自己的观点，很在意别人看我的眼神，甚至还曾因为这不完整的人生，多次想轻生。长大以后我才发现，其实那都是自尊心在作祟，是我将自己的心门关闭，把自己圈在了牢笼里。

人是要有自尊心，可是自尊心过强，往往就显得有些自卑。

爸爸离开后的很长一段时间，我都不敢跟妈妈、姐姐、弟弟他们中的任何一个人去诉说我想念爸爸的心情，因为这样只会让他们更加难过，尤其是妈妈。我知道妈妈强颜欢笑的背后，是无数次深夜里的独自哭泣，我们四个人也好像达成了一种默契，从不在对方面前表现出伤心、难过，看似很平静，其实我知道那只是自欺欺人罢了。

时间久了，我就总喜欢一个人在漆黑的夜晚凝望漫天星辰，对我来说这漫天的星辰不仅代表着希望，更是陪我度过无数夜晚最好的秘密“朋友”。

我想象着那里会有另外一个世界，想象着那里就是天堂，想象着爸爸就住在那遥远的星空里，而夜空中最闪耀的那颗星就是他。我相信爸爸一定是在天上看着我、保护着我，为我欢喜为我忧……这是我藏在星光里的秘密，没有人知道。

亲爱的爸爸：

我是莉莉，您在远方的天堂还好吗？我很想念您。

再次提笔给您写信，我思绪万千，这种感觉很亲切，但又很陌生，因为想要对您说的话太多了，我的心情很复杂，因为每每想到您，我都会在深夜落泪，往日的点点滴滴尽数出现在眼前。

算算时间，真的不敢相信您已经离开我们19年了，就算用19年来哺育一个新生命，他也已经长大成人了。所以，这19年真的发生了很多很多的事情，我相信您在天堂应该也都看到了，对吗？因为我每次在深夜仰望星空的时候，都会把最亮的那颗星看作是您，我也相信是您。

这19年，虽然您不在我身边，但是您的精神就像星光一样，照耀着我前行的路，给我希望。人生到底会有多少个19年呢？我不知道，但我现在可以很自豪地告诉您：您的女儿莉莉长大了，您不用再为我担心了，现在的我已经是一个能独立思考的女性创业者，在过去的19年里，我创造了很多属于我自己的故事，在这些故事里，我一直没有停下脚步，我的人生也正在精彩上演。可是，我多么希望您能在身边一起见证我成长的每一个瞬间。

姐姐嫁人了，弟弟也娶媳妇了，妈妈身体还算硬朗，您不用为我们担心。现在我每年都会带妈妈出去旅游，每次带她出去的时候，我都会想，如果您也在身边就好了。高二清明节那天您走的时候，虽然我嘴上说着怪您的话，怪您没有带我去吃鸡腿，怪您没有跟我告别，怪您不能再教我如何去面对这个世界……但其实我是恨我自己，恨自己没有在您活着的时候多跟您分享我的喜怒哀乐，恨自己没有听您的话好好学习，恨自己在叛逆的那个年纪里没有好好跟您沟通，在您病痛最难熬的时候，没能给您最后的安详，这些都是我深深的遗憾，这些年我一直不能原谅自己，所以我也一直不敢停下，我跟自己说我必须努力，不让天堂的您失望。

其实，这19年里，我也无数次因为彷徨、无助、迷茫，想要结束自己的生命，但是每当我仰望星空，仿佛就感觉您在告诉我，我不能选择轻生，还有妈妈需要我，我一定要让自己的努力赶上妈妈老去的速度。

在这19年里，我被别人轻视过、糟蹋过、讽刺过、背叛过，我经历了很多女孩子都没有经历过的事，甚至有些事到现在我都难以启齿，不知道怎么跟您说。您知道吗？我也曾经因为太相信别人而差点误入歧途，也曾为爱不顾一切，爱上了不该爱的人，到最后受伤的都是自己。

以前一支笔、一张纸，我就能把内心世界的秘密写下来，只要我写下来，就能发泄积压在心里的情绪。但是长大以后，经历了太多事情，已经无力再去写下这些痛苦挣扎，可每当我绝望的时候，您的笑容就会浮现在我的脑海里，您笑着对我说："莉莉，不要放弃！”您就是夜空中最亮的那颗星，您一直在告诉我，我可以，我也相信我可以，所以我才能走到今天，谢谢您，爸爸。

我一直很喜欢一句话：使我痛苦的必定使我强大！

爸爸，虽然您在我最叛逆的青春期离开了，在我高考前最彷徨无助的时候不说一声就走了，在我跟您慢慢敞开心扉的时候您又永远将那扇门关上了，但我真的很感激您，也许您的离开就是为了激励我，您选择了用无言的方式来对抗这个世界，您用沉默在对这个世界宣布，虽然您的生命结束了，但您的精神永远刻在了儿女的生命里，刻在了妈妈的生命里，刻在了家族每个人的生命里，您就是陈家人的骄傲。

您离开的那一年，我写了一首诗，还写了一篇散文，发表在了报纸上，我在文中说您的爱就像大山。这篇散文真的很灵验，您的精神确实就像大山一样屹立在那里，无论经过多少年的风吹雨打，您都会在那里，始终在那里，鼓励着我、激励着我。

我不知道该用什么样的文字，用什么样的语言，才能够穿透我内心所有想对您说的话，来表达我对您的那份爱，对您的那份感恩，您的离开成了我内心永远不能抹去的伤痛，但它也变成了一道光，照在我的心间，让我不断告诉我自己，我必须要强大，这样我才能笑看风云，等以后跟您相见的时候，我才能很骄傲地跟您汇报：“爸爸，我有听您的话，我没有被生活打败。”

爸爸，我要出书了，这本书叫《生命的重建——发现爱的力量》，就是想让那些满怀希望的人、满怀憧憬的人，在黑暗的日子里能够点亮他们前行的路，当希望的星撞进他们的怀里，就会有无限的星光冲向他们的内心，让他们满怀星光地迎接未来。

您和母亲都是这个世界上最伟大的人，您是我人生的启蒙老师，我希望把您的精神写进书里，让它一直传承下去，即便等到我跟这个世界告别的时候，我希望这本书还能流传于世，可以影响和激励很多迷茫、失足、无助的年轻人，或是给那些正在经历痛苦挣扎的朋友带去希望，勇敢跨越内心的那道鸿沟。

爸爸，您有想过我现在的样子吗？有想过我会成为什么样的人吗？现在的我，学会了宽容，更学会了爱自己、爱身边的人、爱这个世界。

我知道这封信您永远不会收到，我只是习惯了以这样的方式跟您沟通。写这封信，我最想跟您说，我从来没有后悔成为您的女儿，而且下辈子还要做您的女儿。

您的女儿莉莉
2022 年 9 月 10 日

第2章
被误解也是一种恩赐

流言蜚语摧毁过我，也治愈过我。

有时候我宁愿相信这世上真的有神仙存在，并且能把我变回小时候，永远不要长大，因为长大成人的过程真的太痛了。

我出生于兰州市西固区陈官营庙沟街一个农村大家庭。在那里，庙沟街最穷的一户人家生了我。我的出生好像从一开始就是件让人不开心的事。从我出生前的那一刻起，家里人就在讨论着要把我送走的事情，不是他们不爱我，只是家里穷得根本养不起孩子。但我还是很幸运，家里人最终还是没舍得把我送给别人，而是用爱将我养大成人。

小时候哪里知道什么是贫穷，在小孩子的眼里，看到的都是人世间的美好。从我记事起，爷爷、奶奶、爸爸、妈妈、二爹（二叔）、二妈（二婶）、三爹（三叔）、大姑姑、小姑姑、姐姐，我们这一大家子人都住在一个屋檐下，那时候还没有超生的弟弟。

土墙、红砖、青瓦混合围成了一个陈家大院，十一口人都住在大院里，印象中那也仅仅就是个院子而已，看不到其他任何值钱的家当，院子的主人是爷爷奶奶，父母那时候没钱，只能借住在爷爷奶奶的院子里，我们一家四口每天挤在一间屋子里睡觉，屋里没有像样的家具，只有木板搭成的硬板床和门口的一棵梨树。房子下雨天会漏雨，大风天会进风，但院子里每天都是欢声笑语，一家人其乐融融，虽然我那时候很小，不知道什么是幸福的感觉，但现在想来，可能那就是人们常说的天伦之乐吧。

我知道人总是会长大的，但我从来没有想过，误解、隔阂、猜忌、中伤、老死不相往来……这样的事情也会在我们相亲相爱的大家庭里发生，尤其在爸爸去世之后。

爸爸走了之后，身边的一切都变了，经济条件变了，亲情关系也变了，这是一段让我极其不能理解，却又让我突然长大的经历。

不知道我们一生究竟会遇到多少人，又会失去多少人，有的人即便失去了，但在心中永远有一处他的位置，而有的人即便还在身边，心中早已没了他的容身之处。

已经记不清具体是哪一年、哪一天了，总之在那一天，小姑彻底失去了我。

我从小性格就很开朗，大大咧咧，总有说不完的话。那时候，在周围人眼里，我就是无忧无虑、天真无邪的小女孩。从我四五岁开始记事起，我经常跟在大姑和小姑她们后面玩耍，那时大姑和小姑也都是小姑娘，还没嫁人，我们感情很好，她们对我而言不像是长辈，更像是很要好的小伙伴。我也曾天真地以为这样的感情永远不会变，我们每个人都不会变，可是长大以后我才明白，那只是小孩子的单纯想法。

小时候我一直很喜欢小姑，她长得又高又漂亮，情商也高，特别会说话，很讨周围人的喜欢，最后找了个有钱人家，小姑父又帅又多金，重点是两个人的感情非常好。小姑父家是在市区做生意的，结婚后小姑和小姑父两个人就一起创业，在市里的手机城开了好几个档口，生意做得风生水起，小姑也成了家族里最有出息的人，陈家家族里的人都很羡慕她能有这样的人生，也包括我。

小姑嫁人后，跟我们离得比较远，去一趟不容易，也不知道从什么时候开始大家就渐渐疏远了。确实，很多事情在我们不经意的瞬间，就已经悄悄改变了，大姑家靠得近，我们更亲密一些。

但我还是很喜欢去小姑家，她跟小姑父结婚后就住在市里，对小孩子来说，在充满好奇的年纪，能有机会去市里是很新鲜的事儿，所以大姑每次去小姑家的时候，我也总会跟着一起去。

可是有一天，妈妈突然不让我再去小姑家了，她说爸爸生病都是因为小姑跟小姑父，当时我也不知道他们之间究竟发生了什么事，而且也缺乏综合的分析和判断能力，我甚至觉得是妈妈过于小心眼，因为我一直觉得我们陈家是有爱的一家人，不应该反目成仇，我想也许他们之间是有什么误会没有解开，而且每当妈妈在我面前说起爸爸去世都是因为被小姑一家逼上绝路的时候，我都会劝妈妈："妈，你看开点，亲人就这么几个，以后也没有太多亲人了，小姑也是爸爸的妹妹，都是自己的家人。"

为此，妈妈跟我总会产生争执，觉得我不理解她。

爸爸跟小姑一家在上海创业的经过确实是个谜，谜底究竟是什么，我也从来没有深究，只知道爸爸从上海创业失败回来后就变得郁郁寡欢。我并没有把妈妈的话放在心上，更没有听她的话，还是坚持跟小姑他们来往，还是会在放假的时候跟着大姑去小姑家。

直到我懂事以后，有一次我在门背后听到小姑跟周围人谈论起我的那段话，我就决定，以后不会再去她们家了。我难过的不是她冤枉了我，而是作为亲人，她却没有发现我因为爸爸的离开，已经从一个活泼开朗的人变成了自卑的人，在那个时候任何闲言碎语对我来说都是毁灭性的打击。

“你看这个莉莉，手脚不干净，桌上就放了100元钱，她都要拿，钱刚刚还在那里，这会儿就不见了。”这是当时小姑当着众人的面，在没有证实的情况下，就认定了是我偷拿了这100元钱。当时周围除了小姑、大姑、小姑的婆婆外，还有一些其他我不认识的人。小姑当时说话的语气和表情，到现在还深深刻在我的脑海里。

如果当时有个老鼠洞，我想我肯定已经钻进去了，但我还是强忍着，没有做出任何过激的反应，也没有跟他们解释，即便我很想冲过去向他们大声回击：“我没有，这100元钱不是我拿的！”

“小姑，我妈让我早点回去。”代替回击的是这句话，语气虽然很平静，但我的眼泪已经快要夺眶而出。

一出门，我心里的委屈再也控制不住，眼泪啪嗒啪嗒地往下掉，我站在原地不断地问自己：“难道在他们眼里，我没了爸爸，就要靠做这样的事情来维持生计吗？难道在他们眼里，没了爸爸的人，就应该要做这样的事吗？难道在他们眼里，贫穷的人就应该被曲解吗？”

爸爸走了之后，我们家经济上确实很困难，妈妈靠着卖菜和在餐厅打工拉扯我们姐弟三人，周转不过来的时候，妈妈还要找外婆家那边的亲戚们帮忙，因为爸爸这头的亲戚大多是看客的心态，只是我没想到其中还有小姑。我们家很快就成了周围人眼中的经济困难户，好像也成了陈家人眼里的“外人”。可即便是这样，妈妈还是会教育我们，遇到问题不要总是去抱怨别人，自己的人生自己负责，不需要在乎别人的眼光。只是在小姑家和爸爸的问题上妈妈一直没办法释怀，但这件事情之后，我也开始理解妈妈，原来她才是那个活得通透的人。

如果当时是一个陌生人在背后冤枉我，我想我根本不会那么难过，也不会放在心上，可那是我的亲人，是我的亲姑姑，从那之后我跟小姑之间的隔阂就埋下了，我再也没有去过她家，我们也从此成了陌路人，一直到现在，彼此之间也没了交流。我对所有人隐瞒了这件事，没有人知道为什么我再也不去小姑家，大家都以为我是因为听了妈妈的话，选择了站在妈妈这边，但只有我自己心里知道，不是。

长辈之间的家长里短，我从来都没有放在心上，我始终认为我有自己选择的权利，而且长辈们的恩怨也不应该叠加在我们这一代人身上，所以哪怕妈妈一直反对我跟小姑之间有交集，我还是坚持自己的想法，但是小姑的行为彻底重伤了我，她这样冤枉误解我，在我当时那个年纪真的没办法接受，我想她大概也是把长辈们的恩怨带到了我身上。

不要轻易去怀疑一个人，尤其是自己最亲的人，一次无端的怀疑很有可能会击垮一个人，而让他从此误入歧途，即便没有，那也是一道抹不去的伤疤，轻轻一碰就是撕心裂肺的痛。

欧普拉的这段话说得很对："当有人散播关于你的谣言，其实重点根本就不是你，从来都不是。不论是横扫全国的谣言，还是朋友间的牢骚话，都只反映了那些造谣者没有安全感。通常，当我们在别人背后做出对他们的负面评价时，都是因为我们希望能感到有力量。而这，又通常是因为我们在某些方面觉得毫无力量、毫无价值、没有勇气去坦诚相见。"

时过境迁，我没有被击垮，也没有被摧毁，现在我有勇气把这个秘密说出来，也是想坦诚相见，不管是对自己，还是对小姑。万物的本源是自己，现在回想起来，如果当时我有勇气站出来解释清楚，也许我们之间也不会产生我单方面这么久的疏远，也许当时小姑说的话也并没有恶意。反而，我更要感谢小姑，后来我所有的努力都是为了不再被人看不起，为了改变家庭的命运，为了让自己成为更好的人。

我想我已经做到了，不管当初的出发点是什么，不管当初我们心里各自的解读是什么，不管以前的经历有多痛苦……我已经遇见了更好的自己。

第3章 揭露猥亵不可耻，纵容猥亵才可耻

经历了七次死里逃生，我以为自己早已无坚不摧，再也没有什么事情能够影响到我，可是每当我一个人经过罗湖城街边巷口时，依然会感到毛骨悚然，惊魂未定。很长一段时间，我都不敢一个人乘坐电梯，不敢一个人在夜晚走路回家，不敢一个人在漆黑的夜里睡觉，因为害怕被噩梦惊醒。

长大后，我们常常会因为面子、自尊、体面，而与初心背道而驰。

还记得小时候你有多少梦想吗？长大后往往会因为父母一句“稳定、体面”，你就选择了考公务员，即便你根本不喜欢这样的工作；等自己当了父母，你说希望孩子能够做自己，可是转身就开始内卷，帮他报了很多兴趣班，找了很多补课老师；你曾经信誓旦旦地说长大之后要做一个正直的人，惩恶扬善，可往往还是会选择向恶势力低头。

有时候明明我们自己是受害者，但可能因为事件本身不光彩，我们往往会选择逃避、隐瞒、纵容。尤其是女性，像发生被侮辱这样的事情，大多数情况下，会选择不发声，因为一旦发声，总会有人说：无风不起浪，怎么偏偏是她遇到这样的事情？有时候想想这何尝不是一种悲哀。

在2022年热播的司法题材剧《底线》中，一名女性

在公司遭遇职场性骚扰，可当她鼓足勇气选择站出来揭露事实真相的时候，却没人相信她，领导觉得她小题大做，那些跟她有相同遭遇的女同事也不敢站出来发声，她们害怕失去工作，更害怕舆论，甚至她的做法也得不到家人的支持，他们觉得这是不光彩的事。这个时候好像“girls help girls”这句话就显得有些讽刺。

2022年6月，唐山打人事件震惊全网，起因是一名男子喝酒后当众调戏隔壁桌的一名女子，更有伸手去摸的猥亵举动，遭到拒绝后，男子上来就掌掴女子，随后这名女子便遭到反复殴打，并被拽着头发拉出店外，头部、脸部被猛踹，导致重伤。

看到这些，我的记忆再次被拉回到刚来深圳打拼的时候，那一年，我跟唐山打人事件中那名女子一样，被人猥亵了。但其实现在想来被猥亵这件事，在我小时候就经历过，只是那时候太小不自知，也不知道那就是猥亵行为。

现在我鼓起勇气把这段经历跟大家分享，就是希望女孩们一定要懂得保护自己，希望那些被漠视的女孩能跟我一样早日摆脱心理阴影。

我是在菜市场长大的孩子，为了能养活我们一大家子人，爸爸妈妈每天靠三轮车摆摊贩卖蔬菜为生，他们一人一个摊位。我们懂事以后，就经常在菜市场帮着照看生意。

那时候只要一放学我就会直接到菜摊子上帮妈妈卖菜，妈妈的菜摊子对面是一个熟人开的猪肉摊，猪肉摊老板有好几次都过来试图摸我，虽然没有很刻意，但总是在打闹玩耍中伸出魔爪。现在回想起来，那就是猥亵行为，而且那个时候我正在发育期。因为太小没意识，我不知道其实自己是被猥亵了，虽然不知道，但当时也确实感觉他那样的行为十分无礼，但我又不敢告诉别人，因为在我们那里，但凡能在菜市场卖猪肉的人都是有钱人，都有背景，所以即使我被欺负了，也没敢伸张，事情也就这样过去了，但心里始终还是有阴影挥散不去。

直到后来我来到深圳打拼，同样的事情又再次上演，但这次情况更加严重，场面甚至有些惊悚。那次，我在逛罗湖商业城，当时我从地铁口出来之后就乘坐了最近的货梯，电梯里只有我跟一名陌生男子，他就站在我后面，刚开始我也没在意，但是后来他在背后离我越来越近，我就感觉有些不对劲，回头一看，他正在做下流的动作，我吓出一身冷汗，使劲按压电梯，原本我是要到七楼，结果到了四楼我就冲出电梯了，冲出去的时候我对那个陌生男子大声骂了一句。

那是我刚来深圳的时候，对罗湖商业城并不熟悉，后来上网查询才知道，那里是香港和深圳往来重要的商业聚集场所，我创业起家做微商也是从那边进货，只是没想到刚去那边就发生了这种事情。而且当时对那个地方越了解，越觉得害怕，原来罗湖商业城发生过很多重大社会事件，后来很长一段时间我都不敢一个人去那里，即使现在治安好了，我也还心有余悸。

这些事情给我带来的创伤一直持续到今天，虽然很多人都觉得我是一个“社牛”，但只有我自己知道，我其实是个“社恐”。从那之后，每当我走在路上，但凡听到后面有脚步声或是看到旁边的人影和动物的影子，都会感觉身后有人跟着我，一有风吹草动就会胆战心惊，夜里睡觉也总是会被噩梦惊醒，在梦里有无数可怕的场景在上演，让我不寒而栗。

很长一段时间，我好像也因此患上了恋爱恐惧症。男友拉一下我的手，我会莫名觉得有些讨厌，他靠近我，我会莫名感到心烦，总觉得他是在想尽各种办法接近我，跟我谈恋爱就是为了占有我，内心非常抵触。

不过很幸运，我的初恋男友非常包容我，一直很关心、很照顾我，所以我慢慢开始敞开心扉。后来迫于现实和家里人的压力，他选择离开我的时候，虽然我理解他，但这使我在感情上的不安全感再次加重了，以至于我到现在一直都还没有结婚。虽然中间也重新恋爱过，但还是以分手告终，于是，我只能选择寄情于工作。

事过境迁，其实我也明白，根本没有必要拿别人的错误来惩罚自己。猪肉摊摊主和电梯男才是应该受到惩罚的人。也许我们都曾遭遇过不幸，但生活中依然有美好，有很多选择可以让我们掌握自己的命运，就像在遇到这些看似不光彩的事情时，要选择勇敢面对，我们都应该从这些枷锁中走出来，没有什么不光彩，因为错不在我们，如果一味纵容这些可耻行为，只会让这个世界失去越来越多的美好。

现在我能很坦然地把切身经历告诉大家，就是想说，在这个社会上女孩还是需要更多的包容和善意，良好健康的社会环境需要我们共同守护，性别更不是人与人之间的天堑，这个世界也不是只有“girls help girls”，还应该有“human help human”。

第 4 章
不能选择的出生

不知道从什么时候开始我们已经习惯了每天在无尽的选择题里打转。买东西可以选择，找对象可以选择，找工作可以选择，交朋友可以选择……但唯独无法选择出生。

如果出生也能签合同就好了，在我们出生之前就跟这个世界谈好条件，这样我们是不是能从出生开始就把人生掌握在自己手里？可是，现实是，我们不仅无法提出要求，甚至什么时候来到这个世界、出生在哪里，都没有权利过问，这是人类的法则。

我出生在兰州这座历史古城。据资料记载，西汉时，霍去病两次过黄河阻击匈奴，在河西走廊将匈奴击败，一连建起了河西四郡，汉朝掌控了河西，断了匈奴右臂。汉昭帝始元六年（公元前 81 年）设金城郡，郡治允吾，这就是兰州的雏形了。

兰州有很多传说和故事，有白龙马矢志不渝现出原身保护佛经的传说，有总督的女儿黄英和猎人的眼泪汇成黄河的传说，更有大家熟悉的兰州牛肉面创始人马保子创业的故事。

白龙马的传说象征着忠诚；霍去病将军的事迹象征着英勇，上阵杀敌，有赴汤蹈火也在所不辞的果敢；黄河的

传说象征着为爱至死不渝；而马保子更像是为了生计在不断想办法创新创业的我们。兰州这座城市孕育了我，住在黄河边，喝着黄河水，可能冲锋陷阵、敢爱敢恨、敢于创新的基因早就深深刻进了我的骨子里。

据资料记载，明代设兵卫于各行省，兰州肃王府于黄河沿线建兵营七十二数，陈官营就是其中之一。明洪武二十四年（1391 年），明朝千户长陈超在兰州府城西 30 里的地方安营扎寨，后人便以姓为名，把这座营盘称为“陈官营”，由于处于军事要塞、交通要道，陈官营逐渐形成聚落，陈官营人主要来自明朝南京庐州府合肥县（今安徽省合肥市）太平乡建乙村，以陈姓为主。我们陈家就是陈官营陈氏一族的后人，在陈官营庙沟街落地为生。可是，我的出生并不是一件让人高兴的事，甚至差一点我就不姓陈了。

我出生于 1985 年，但家里没有人记得是几月几日几时生的我。爸爸、妈妈虽然做好了迎接我的准备，但也有把我送走的计划。

爸爸是家中长子，家里是庙沟街最穷的一户人家，他虽然高中毕业之后就开始出社会打拼，担起家里的重担，但并没有改变家中贫寒的境况，毕竟他还有四个弟弟妹妹要养活，最小的妹妹跟他相差 13 岁，他是名副其实的长兄如父，所以一直到他跟妈妈结婚，都没有独立的房子，只能跟家里人挤在一个院子里。

结婚后他们很快有了第一个孩子，是个男孩，但是夭折了，后来有了姐姐，姐姐出生两年后我也在妈妈肚子里了，可是一贫如洗的家庭如何承受多一个孩子的负担呢？

即使生下来也养不起。

但在我出生的那一刻，爸爸还是很开心的。

现在想来，那个时候家里的生计是头等大事，爸爸妈妈每天在外面疲于奔命，不记得我出生的具体时间也很正常，只是小的时候我因此自卑过、叛逆过。

后来爸爸妈妈生下了弟弟。很多时候，我会觉得自己是家里最不受欢迎的人，也为此一直觉得爸爸不爱我，所以有很长一段时间我都没有跟爸爸敞开过心扉，而且越长大越叛逆，很多事情都放在心里，不跟家里人沟通，于是我爱上了写日记。

具体从什么时候开始寄情于写日记，我也记不清了。但写日记确实是我童年最大的慰藉，也是我发泄情绪的一个出口，更是我与这个世界对话的窗口。

但其实在心里我从来没有真正怪过父母，越长大越能理解他们，组建一个家或许容易，但撑起一个家却是最难解的题。每当看到他们天没亮就要起床，夜里很晚才能到家，每天蹬着三轮车摆摊卖菜时，我明白，当初他们想把我送走，也只是被生活压得喘不过气罢了，他们才是最悲痛的人。

虽然我没法选择自己的出身，但是我很感恩父母给了我生命，让我有机会来到这个世界，体验人生百态，看世间红尘，我也从他们身上学到了什么是真正的大爱，也让我从出生开始就成了一个有故事的人。

人生没有如果，也不会重来，只有保持热爱，才能看见星光！

在我后来的人生旅途中我也一直坚信：爱是融化一切

的力量。并且我把“保持热爱”一直用在我 15 年的创业生涯中，用在我的团队中，用在我的客户中，尤其像我现在创业，做的是大健康产业，如果心中没有爱，就根本不能给客户带去真正的健康，也不能给团队成员带来好的学习和成长，我认为心中充满爱是做大健康产业的基础。

热爱到极致就无悔，即便有时候我们会遍体鳞伤，但心中无憾！

第 5 章
我命由我不由天

虽然不能选择出生，但我的人生，我自己负责。

人海茫茫，我们注定不一样，从出生开始，我们每个人就是这个世界上独一无二的个体，我们各自不同的经历凝结成了整个世界的图腾。但人海茫茫，我们又恰巧一样，因为我们都是普通人，而普通人同样可以有五彩斑斓的人生。

可在初中之前，我五彩斑斓的人生里也有过灰色的天空。

“全球创业人物实录”自媒体平台《1001 创业故事》栏目采访我的时候，总编问我，我的原名陈莉是不是有什么寓意？我说，没有什么特别的意思，就是茉莉花的莉，仅此而已。

妈妈说，我的名字是爸爸取的，在我懂事以后，其实很想问爸爸为什么会给我取这样的名字，哪怕他只是跟我说，没别的原因，就是因为茉莉花好看，我也会心满意足。但我从来没有开口问过，他也没说过，因为有那么一段时间我对爸爸始终没有敞开心扉，爸爸每天忙于生计，而我一直觉得自己是家里多余的孩子，是家里原本要抛弃的孩子，所以也就失去了跟家里人诉说心里话的勇气，尤其是

跟爸爸。

多年以后，关于要把我送走这件事，妈妈有跟我解释过，她说虽然刚开始爸爸说要把我送人，可当我活生生出现在他面前的时候，他是很开心的，而且当初生我的时候是难产，现场所有人都在惊慌失措中，根本没心思去关注时辰这件事。

其实对于“生辰八字”这四个字，我并不在意，我也不知道一个人的出生还有关乎时辰的事，我在意的是，为什么家里会没人知道我的准确生辰，难道就是因为刚开始已经做好了不要我的准备，所以这么随意吗？

长大之后，需要填写的资料越来越多，而身边的朋友过生日也总会提到农历日期，那个时候我才发现我没有。记得有次我跑回去问妈妈我的农历生日是哪天，妈妈的回答竟是“不知道”，只是印象里觉得好像是端午节前后，妈妈可能也是被我问蒙了，因为刚开始她也没觉得这件事情有什么不妥，心里也没有概念。但我心里有很多疑问，妈妈怎么会不知道呢？

后来上了初中，身边有了要好的朋友，朋友过生日或者平常有同学过生日叫上我一起的时候，别人就会问起我的生日是什么时候，我就照着身份证上的信息说，但心里会觉得莫名的难堪。

于是回到家后，我就开始穷追不舍地追问妈妈，好几次她都哭了，有一次她崩溃大哭，对我说：“你是怪我生了你，没有对你负责，没有记得你的生日，但是我又能怎么办？我也不想啊！”

几次下来，我不敢再问，也不敢再提这件事，因为我不想父母因为这件事情难过，也怕伤了他们的心，毕竟他们每天起早贪黑摆摊做生意已经精疲力尽了。

但我心里慢慢产生了变化，因为这件事情我开始变得自卑，也变得叛逆，会做一些让父母不能理解和担心的事情，心里有什么事也不跟家里人说，最多就是将这些想法写下来，还因为赌气，离家出走过。

那段时间，我很怕面对一些问题，更怕别人问起我的生日，感情上也变得没有安全感，总觉得自己会被别人抛弃，而且内心也很怕被抛弃，感情上的不安全感一直持续到现在，以至于我将全部的精力都投放在事业上。

可能有人会说，不知道生辰八字，没什么大不了，不需要小题大做，大惊小怪。确实没什么大不了，我也一直没有真正怪过家里人，而且越长大我越能理解他们，我不是抱怨，只是遗憾。在我涉世未深的年纪里，多少会因为这件事情觉得内心很痛，我想这种感觉一般人很难体会。

我想起了菲茨杰拉德在《了不起的盖茨比》里回忆父亲曾经对他说过的那些话，“在我年纪尚轻、阅历尚浅的那些年里，父亲曾给过我一句忠告：每当你想批评别人的时候，要记住，这世上并非所有人，都有你拥有的那些优势”。

是啊，虽然我从来没有真正怪过父母，但想起这段话，即便我想责怪他们，我想我也没有立场来评判他们。

我没有经历过他们那个年代，无法了解他们心中的无奈；我不是爸爸，不能体会作为一个长子身上的那份责任；我不是妈妈，没办法想象她在被奶奶诋毁后的心情，但我知道压在他们心里的那座无形的大山很重很重，重到无法估量。

出了社会之后，遇到过很多事，见过很多人，我也开始懂得：没有完美的人生，不完美才是人生。

之后，我在深圳打拼创业，有时候身边的人也会建议说：要不要算一卦。这个时候，我就会很坦然地告诉他们，我没有生辰八字，算不了卦，也不用算，心情好，每天都是生日，最重要的是，我的人生应该由我做主，一个生辰八字根本没办法决定我的命运。

我喜欢果绿色的行李箱、紫色复古提花手提包、五彩斑斓的蚕丝围巾……这个世界还有很多我喜欢的事物，它们让我看到了绚丽多彩的世界，人世间还有很多美好等着我去发现，还有很多事情等着我去做，还有很多机遇等着我去把握，我的生命之轮不会因为那几串数字就停止转动。

但行好事，莫问前程；但行前路，无问西东；但行努力，无愧于心。这是我发自内心想对自己说的话，也是我的人生信条。

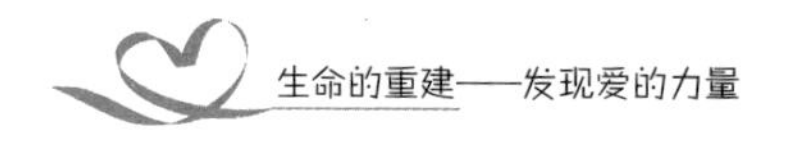

第6章
假如交换人生，就一定能幸福吗？

人生这道难解的题，怎么选都会有遗憾。但我还是不死心，经常会在心里反问自己：假如交换人生，我是不是会比现在幸福？

我心里很清楚，关于这个问题永远没有肯定的答案。不一定、不确定、不知道、没把握……能够回答的只是这些模棱两可的答案，因为没有人能够真的许自己一个幸福美满的人生，人生本来就复杂迂回，多变才是生命的常态。

但其实在我还没长大，还不知道自己出生的秘密时，从来没有想过这个问题，因为那时候我的世界每天都是绚丽多彩、五光十色的，从来没有想过跟任何人交换自己的人生。

那时候虽然过得清贫，但我们每天都很快乐，尤其是我，很爱说话，也喜欢做美梦，总幻想着自己长大后的样子。

可是当我真正长大的时候，现实很快就给我上了一课：对于穷人家的孩子来说，或许连做梦都是奢侈品。越长大，越没办法每天沉浸在幻想里，更没时间矫情，因为我们必须早当家。

我们姐弟三人很早就开始体验生活，很早就开始品尝生活的百般滋味，很早就奔跑在菜市场帮家里看菜摊。因为我们的父母没办法像其他父母那样有时间来认真照顾我们，不是他们不想，只是贫穷的人家没时间谈笑风生，没办法面面俱到，更没办法让孩子长在温室里。

穷人家的孩子总是过分懂事。

自己烧饭，自己做家务，自己上学……这些都是我从小学一年级开始的常态，放学通常也都是直奔菜市场去给父母打下手，帮忙照看家里的菜摊生意。

但那时候从来不觉得自己过得不幸福。我们姐弟三人相互照应，平时也不会觉得孤单，更不会因为家里穷而觉得跟这个世界格格不入，就像我们经常说的：只要我们在一起，就会了不起！

可当我们长大了，有判断力了，身边的各种声音和自己深藏的自尊心开始作祟。我也会开始遐想，如果交换人生，我的人生会是怎样的一番风景呢？

“饿不饿？要不要吃东西？”

“今天怎么样？开不开心？”

“给你带了苹果，赶快吃吧。”

……

这些都是每次放学的时候，学校门口其他家长来接孩子时会说的话、会做的事，天冷的时候，还会带件衣服……这样的幸福我们从来没有感受过。

每到下雨天，校门口都会挤满拿着雨衣、雨伞、胶靴的家长，我们只能等雨停了或者雨小了，自己回家，心里还担心爸妈有没有及时收摊，有没有淋到雨。

每次看到这样的画面，说不羡慕其他同学，那是自欺欺人；说不难过，那是强颜欢笑；说不自卑，那是假装坚强。

通常情况下，父母都没时间做饭，只能我们自己做。也正是因为这样，方便面成了我们当时吃得最多的口粮，也是我整个童年最深的记忆，另外就是海带丝，为了能吃上一份5角钱大饼卷的海带丝，我们要攒很久的钱。

如果当初我真的被送人了，或许我的世界里不会只有方便面和海带丝吧。

长大之后我才明白：命里有时终须有，命里无时莫强求。

道理都很简单，我们都明白，但外在压力和内在矛盾，很多时候总让我们情难自控，偶尔的幻想只是为了给自己一点慰藉。

没长大时，我从来不知道，原来到人世间走一趟随时要接受别人的指指点点，而这些评头论足有时候更多是言者无意、听者有心。哪怕只是一句玩笑话，一句关心的话，也会在听者心里烙下深深的烙印。

我从小学开始，成绩就一直名列前茅，我总是古灵精怪，老师们都很喜欢我，但有时候也是爱之深、责之切。就像数学老师的一句话，影响我很久，那句话既让我自卑，又让我自强。

有一次口算考试，我差0.5分就是满分，但是数学老师很生气，当着全班同学的面把我叫到讲台边上，用细条鞭用力抽打我的手掌心，为了在全班同学面前保留一点颜面，我强忍着身体的疼痛，假装不在意，嬉皮笑脸。

小孩子总是会做一些自己觉得很骄傲，却让人匪夷所思的事情。

看到我这样若无其事的样子，数学老师更加愤怒，开始当着全班同学的面质问我：

“看你一天天心思在学习上吗？”

“为什么你做错了，别人没做错？”

“看你脖子上黑不溜秋的，像车轱辘一样，你家里大人都干什么去了，不管你吗？”

前两句我理解她是恨铁不成钢，可是当我听到最后一句的时候，眼泪再也止不住地往下掉，收起了最后的倔强。

当她再次质问我“脖子要不要洗干净？”的时候，我只能在全班同学面前含泪点头。

一个 0.5 分，就让我感觉自己犯了天大的错，而且连改错的机会都没有，要把我的错在全班同学面前无限放大，甚至连我的父母都要跟着受牵连，这是当时我很不理解的地方。

我很想大声反驳她：我脖子像车轱辘不是我父母的错，他们没有不管我们，他们只是在拼了命赚钱养活我们，我们穷人家的孩子先要活下去，才能考虑体面。

当然我没有这么做，因为当时的我确实已经羞愧难当，无力开口。

回到座位后，我特别希望能跟大雄一样，课桌里突然出现一只猫型机器人——哆啦 A 梦，它能把刚刚那个场景中所有人的记忆都抹去，它能帮助我解决许多我自己无法解决的问题，它能满足我所有的愿望，甚至我都想跟它交换人生，去改变家里的现状，去为父母分担，去做任何我想做的事。其实这些都是小时候的假想，我也知道世界上

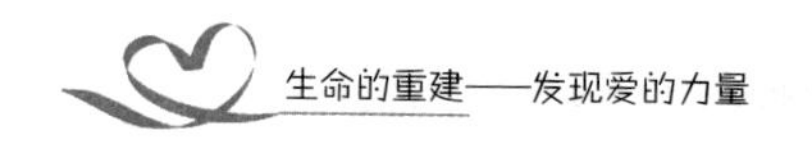

根本不存在哆啦 A 梦，它只是我在孩童时期的一个寄托，或许有一天当我真的变成它的时候，也未必就一定幸福。

老师的话固然刺耳，但也成了激励我的良药，经历多了之后，我也就明白了她的良苦用心，如果在那个时候没有人帮我指出自己存在的问题，我也不可能改变，更不会有现在的自己。

我想，假如交换人生，我们未必就会幸福，也未必不幸福，只是这些天方夜谭都不及活在当下重要。

第 7 章 善良才是最好的风水

30 岁以前我叫陈莉，现在我叫陈美竹。

著名的心理学家弗洛伊德认为，名字是人格的重要组成部分，甚至是灵魂的一部分。我长大之后，才终于明白他这句话真正的含义。

也许刚开始很多人在看到这句话的时候会把自己的人生和名字关联起来，我曾经也是。但其实我们都应该理性一点，毕竟名字对我们人生的影响是有限的，名字只是一个称呼罢了。

对自己的名字越喜欢，幸福感就越高，我想这可能是对弗洛伊德这句话的最佳理解，而这也是研究发现的。

我看过一个报道，说人们对名字的喜爱程度和幸福感有密切联系，一个人越喜欢自己的名字，幸福感就越高。

但其实我从小学六年级开始，就一直不喜欢自己的名字，幸福指数非常低。

小时候父母教我识字写自己名字的时候，总是会教我说，“陈莉的‘莉’，就是茉莉花的‘莉’”，所以每当我在跟别人介绍自己的时候，也会这样解释。我没概念，不知道茉莉花的“莉”到底有什么寓意，父母也没告诉过我，但我会在心里暗自遐想，茉莉花肯定很好看，家里人肯定也是希望我能长得跟茉莉花一样好看，这是我唯一能联想到的答案。

可当我发现，巷道两边和对面有好几个小伙伴跟我同名时，说实话，我有些失落，甚至会想家里人在给我取名字的时候很随意，只是照搬了别人的名字给我。不过，毕竟那时候还小，很多情绪来得快也去得快，名字的事情很快也就忘了。

小孩子不是忘性大，只是单纯罢了，如果可以一直这样单纯下去，是不是就能少受一些伤害?

我从来没想过，整个小学我会因为一个简单的名字受到很多嘲笑。这件事给我带来的伤害一直持续到我大学毕业，我曾一度把所有的不幸统统归咎于自己的名字，现在想来不免有些迷信了。

我从小就很瘦小，长得又黑，家里又穷，经常会受到一些同学的嘲笑。刚开始因为年纪小，没当回事，但是到了六年级，我开始在乎面子了。

时间久了，我学会了忍耐，只是让我很不理解的是，这些嘲笑的声音里居然还有当时的数学老师。对当时的我来说，这是刺痛我内心深处自卑心最大的刺刀。

很多事情，现在回想起来已经很模糊了，唯一比较有印象的，就是我跟另外一个女同学重名的事情，很稀松平常的事情，当时却成了整个班级的笑柄，其实我们也不是完全重名，只是同音字而已。

那个女同学叫陈丽，美丽的“丽”。数学老师总是分不清我们的名字，每次她叫陈 LI 的时候，我们也分不清她是在叫谁，她也很不耐烦，后来实在没办法，她给我们分成了大陈莉、小陈丽。

那个女同学家里比我们家更穷，那时候她比我更瘦更黑，个子更小，关键她成绩不是很好，每次犯错全班都会哄堂大笑，然后拿我们一起开玩笑。这些其实都无关紧要，毕竟大家都是孩童，孩童的哄笑其实也很单纯。

可是数学老师每次看到这样的场景都无动于衷，任由同学们对我们这样嘲笑，好像她并不觉得这样的行为不妥，好像她并不觉得这样会对我们造成伤害，好像她认为大家的反应是理所当然的。

我觉得那个女同学很可怜，也觉得自己委屈，从那时候开始我就很不喜欢自己的名字，我把在学生时期所有的遭遇都归咎于名字。

很多次我都想改名字，但是又不敢跟家里人讲，自己又不知道改名字的途径，直到大学毕业，我终于可以自己做主改了名字。

大学毕业就是真正考验爱情和适应社会能力的时候。

刚到深圳的时候，我走过很多弯路，也遇到了爱情危机。当时初恋男友让我回去跟他结婚，但我选择了先闯荡一年，一年之后，他选择了跟我分手，转头跟别人结婚了。而我在事业上也没有什么起色，甚至还被同学骗，差点做了传销。那段时间我开始变得自暴自弃，我再次把这些悲惨的经历归咎于名字不好。

于是，从那时候起，我就下定决心一定要改名字。当时正好有个朋友，认识算命改名的师傅，在她的建议下，我改成了现在的名字：陈美竹。

改名的师傅说，此名资性英敏，有独特的才能，慎重行事，自能成就大业而获得成功。这句话像是给我注射了一剂强心针，好像做什么事情都变得很顺。

而后的几年，我更是顺风顺水，不仅有了自己的创业团队，有了自己的公司，2016 年还在荔枝电台创办了《美竹之声》栏目，与大家分享我一路创业打拼的故事。

我也开始坚信，改名就是我顺风顺水的开始，直到 2020 年，一场大火彻底让我明白，生命是个复杂的过程，而无常才是生命的常态，就算改了名字，我也无法改变世事无常的道理。

名字本来就是父母赐予我们的礼物，礼物本身就是一种美好的寓意和期许，但是不知道从什么时候开始，名字就仅仅成了一个人的标签、代号、风水，甚至是归宿……以前我也在名字的旋涡里迷失过方向。

当人们注意到自己的名字时，特定的神经元会被激活，所以我们会很在意自己的名字。

但如果过度看重名字对人生的影响，会让我们身陷囹圄。取个好名字，就不用努力了，这显然是不可能的，不要把自己的失败和不努力怪罪到名字头上，我们的人生不是随随便便由几个字来决定的。

其实我在改名之后，所收获的成功的背后都是无尽的努力，这些付出都是大家没有看到的。“上刀山下火海”才是我这些年创业的常态，一路披荆斩棘、乘风破浪之后才有了现在的竹总。

陈莉也好，陈美竹也罢，我就是我，一枝坚韧顽强的铿锵玫瑰，不管命运如何，我依然希望保持初心，保持善良，我相信善良才是最好的风水。

第二部分

穷人眼里的星光就是活下去

第8章 父母爱情最有烟火气

世界上最难解释的就是感情，尤其是爱情。

爱情的样子有很多种，有的是张爱玲笔下为谋生，最后只落得凄凉、脆弱、世俗的样子；有的是杨绛笔下相知相守，怀着责任与忠诚相伴一生的样子；有的是徐志摩笔下美好纯洁的样子。而在我眼里，父母爱情却是最简单、最真实的样子，他们之间不是轰轰烈烈的爱情，而是人间烟火。

没有家世背景，没有高学历，没有稳定的工作……爸爸的条件在当时看来，可以说是丝毫不起眼，但妈妈还是义无反顾地嫁给了他，这样的义无反顾便是一生一世，日子再苦再难，他们也相互扶持，“相濡以沫”这四个字在他们身上展现得淋漓尽致。

我曾经不止一次问过妈妈同样的问题，当初她条件那么好，那么多人抢着给她做媒，那么多条件不错的人家抢着上门提亲，那么多选择摆在她面前，为什么最后还是选择了嫁给爸爸？

“因为你爸人好！”简单质朴的一句话，是妈妈一直没有变过的答案，也是她当初选择嫁给爸爸最简单、最纯粹的理由。

虽然爸爸已经走了20年了，但妈妈每次提起爸爸的时候，眼睛依然会发光，依然是满脸笑容，尤其是在催促我赶紧嫁人的时候，总会提起爸爸，说爸爸脾气好，说爸爸很乐观，总是会鼓励人。

原来，认定一个人可以这样简单纯粹；原来，把一个人刻进心里的时候，对方是在发光的，而这些光早就盖过了那些缺点。

在他们谈婚论嫁的时候，妈妈就知道爸爸家是当地最穷的一户人家，我这样说丝毫不夸张。听大姑说，爷爷奶奶结婚的时候，家里就一贫如洗，家里的摆设都是从别人家借来的，都是等到结完婚再搬回去，连张像样的床都没有，除了土炕就是木板拼起来的临时床。结婚后，爷爷奶奶一共生了五个孩子，一家七口的生计成了家里最大的问题，他们两人以前都是工人，但是那时候当工人也经常吃不饱饭，后来听说到农村种地至少能够吃饱饭，奶奶就带着几个孩子先下乡开始种地，后来爷爷不得已也下乡种地。

只是祸不单行，命运对这个家庭的考验好像才刚刚开始。

奶奶在生下小姑后就落下了气管炎的毛病，常年卧病在床，每个月的都要住院治疗，每个月的治疗费也是不小的开销，这对于本就家徒四壁的陈家来说，更是雪上加霜。

面对这样的窘境，爸爸作为家中长子，肯定是责无旁贷，他毅然决然地扛起了养家的重担，长兄如父的信念从那个时候开始就深深地在他心里种下了。

我们无法选择自己的出身，无法选择自己的父母，而父母他们又何尝不是呢？爸爸没得选，但他用责任、用乐观幽默的态度支撑起了整个家。

姑姑们都比爸爸小十几岁，在她们面前，爸爸真的就像父亲一样。大姑回忆说，虽然那时候家里很穷，日子过得很苦，但爸爸平时总是体贴入微地照顾着他们，即使弟弟妹妹们犯了错，爸爸也总是语重心长地教导他们，所以弟弟妹妹们都很尊敬他、依赖他，当时在他们心中爸爸就是他们的精神支柱。

爸爸其实学习成绩不错，但是为了帮家里减轻负担，同时也能早点出来挣钱养家，上到高中就没再继续上学了。每天除了要照顾好弟弟妹妹，还要照顾好卧病在床的奶奶。不过爸爸比较有生意头脑，他一边照料家人，一边开始研究如何创业，于是他很快就倒腾起卖菜生意。

说是一桩卖菜的生意，但其实根本没有正经的摊位，就只是挑着自己家种的菜去市场卖，有时候运气好能卖一些钱，运气不好的时候也很惨淡，但是好在爸爸很坚持，在他高中毕业后一年，卖菜生意慢慢做起来了。

也就是在这个时候，有人把妈妈介绍给了爸爸，妈妈家是在隔壁的村子，听妈妈说，外婆家当时地多，所以相比爸爸家条件算不错的。

每次回忆起和爸爸相识的这段故事，妈妈的神情总让人感觉她还是当初那个少女，有种让人捉摸不透的心思。

不过，她也总是感慨：那时候哪里知道什么是爱情，最多也就是爸爸年轻的时候长得还不错，但最主要的还是因为看中爸爸的人品。虽然知道爸爸家的实际情况，但也正是因为这样，妈妈才更加觉得爸爸为人善良，有担当，尽管当时爸爸连自己的房子都还没有，结婚后也只能跟一大家子人挤在爷爷奶奶院子里的一间房子里。即便这样，妈妈也还

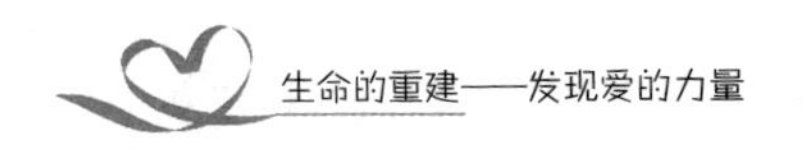

是觉得爸爸值得托付终身，于是这段姻缘就结下了。

也许这就是一见钟情，也许这就是所谓的前世情缘，也许这就是命中注定。最伟大的爱情，不是彼此眼中有自己，而是在彼此眼中有着对方所在乎的家人。

他们结婚的时候，大姑才 10 岁，小姑就更小了，以前是长兄如父，结婚后是长嫂如母，妈妈和爸爸一起担起了家里的重担。很快，他们成了菜市场里有名的夫妻档，爸爸成了大家口中的“掌柜”，只要是跟身边的人聊起来，在妈妈口中总能听到“我们家掌柜的”这六个字，一直到现在，妈妈还是这样称呼他。什么是浪漫，我想这就是浪漫吧，这就是专属于他们之间的甜蜜。

在我的印象中，爸爸从来没有主动跟妈妈吵过架，但是有时候妈妈会抱怨爸爸，也会经常在爸爸面前碎碎念，小时候我也听不懂妈妈到底在念什么，只是每次都会看到爸爸对妈妈的这些“小脾气”笑脸相迎，而妈妈只能在一旁叹气。

直到后来爸爸生病了，妈妈的“小脾气”终于爆发了，爸爸当时胃出了问题，可他还总是不爱惜自己的身体，不按时吃饭，为此妈妈很生气地朝着爸爸大骂，那也是我见过妈妈最生气的一次。长大后才明白，其实她生气也是因为关心。

或许他们从来都不知道什么才是爱情的样子，但是他们却本色演绎出了爱情最真实、最忠贞的模样。寻寻觅觅一辈子，能有一个念你的人在身边，关心你，心系你的快乐和健康，才是真。

你羡慕闲云野鹤，我却偏爱这人间烟火气。我想，这应该就是他们爱情的样子。

第9章

穷困潦倒，志不倒

一个人看待生命的态度，决定了他看待问题的态度。而在贫穷这个问题上，我从小就看到了两种截然不同的态度。

以前，父母在我们耳边说的最多的话就是：人穷志不穷。这是我在他们身上看到的积极的人生态度。

在我不谙世事的年纪，当然体会不了这句话的真正含义，只是每天都会看到他们早出晚归，忙到灰头土脸才回家。

他们每天早上五点就要起床出门去准备当天的新鲜蔬菜，每天要忙到晚上十点左右才能到家，夏天更是半夜才能到家，总是等到街上都没人了，他们才肯收摊回家。

刚开始，他们每天都是挑着担子走路去菜市场摆摊，后来攒了一些钱，爸爸先给妈妈买了一辆三轮车，而这辆三轮车也成了当时我们家唯一值点钱的家当。

稍微大了一点我才渐渐明白，原来这就是他们口中的“人穷志不穷”，才明白这是他们对待贫穷的态度。

贫穷并不可怕，脑袋穷才可怕。父母虽然都不是高学历的人，但是他们对待问题的态度却很可贵。

其实在父母刚结婚的时候，他们除了做一些小生意勉强度日以外，每天还要下田种地，那时候正值土地包产到户，每天没日没夜干活是常态。

可能也是因为太辛苦，他们婚后的第一个小孩直接夭折了，都没机会看这个世界。

到了1983年，姐姐出生了，再过了两年，我也出生了，我不知道姐姐的出生是否有给这个家带来好运，反正我没有。我给这个家带来了负担。

长大之后，每次听妈妈说起这段记忆，我都会潸然泪下。爷爷每天要照顾常年卧病在床的奶奶，而姑姑们也就只有十来岁，叔叔们也要干活，所以在我跟姐姐出生之后，家里没人可以照看我们，在我跟姐姐还不会走路时，父母每天就只能把我们带到菜市场，一边背着我们，一边照看菜摊子。

等我们累了、睡了，父母就把我们放在三轮车里让我们安静地睡觉。后来等我们会走路了，我们每天就围着三轮车玩闹，你追我赶，追着追着就长大了，也会帮家里照看生意了，爸爸也有了一辆三轮车。那时候每天一放学我们就会冲到菜市场，换妈妈回家烧饭，而我也成了菜市场里的那只“百灵鸟”。

现在回想起来，妈妈在这头，爸爸在那头，他们就像是生活在菜市场里的一对牛郎织女。但是无论他们在哪头，我知道他们的心是连在一起的。三轮车在我看来，也不是普通的三轮车，它们是战车，是父母征战菜市场最有力的武器。

贫穷并不可耻，想要通过自己的双手劳动努力发家致富的心更是无可厚非。可是一件发生在小叔身上的事情，却让我看到另一种极端的人生态度。

小叔当时谈了一个心仪的对象，他跑去跟爷爷要钱想要给这个对象，但家里这么多人，连温饱都成问题，怎么可能拿得出钱呢？可就是因为没能拿到钱，小叔就一时冲动喝下了敌敌畏，幸亏抢救及时，才没有生命危险。

在小叔那个年轻气盛的年纪，他这种对待生命和对待问题的态度确实不可取。但也正是因为这件事，我深深意识到贫穷人家的无奈，深深理解了父母为什么总是身体力行地告诉我们：人可以穷，但不能没志气。

但是我想，除了这些，他们应该更加希望我们长大之后能够有积极面对生活的勇气，能够有积极处理问题的态度，而不是像小叔一样极端，简单粗暴，用结束生命的方式来解决问题。

我很庆幸自己没有成为那样的人，因为我知道结束生命根本解决不了任何问题。

乔布斯曾经说过，人活着就是为了改变世界！我不知道自己有没有能力改变世界，但我知道，人活着，不往前一步，永远都不算数。

穿着高跟鞋在马路上跑业绩，一跑就是一整夜，满脚起水泡；每天的行程排到 20 小时；累到月经失调、说不出话、吃不下饭、睡不了觉……这些都是我努力的印记。或许，我的方式也不可取，但至少我有认真活过。

如果你努力发光，别人也会为你的光芒而喝彩。在妈妈眼里，爸爸就是那个一直努力发光的人。

爸爸虽然人老实，可是他当时条件那么差，你就不怕跟着他吃苦吗？这是我经常会问妈妈的问题。

妈妈说，当时她年纪轻，很多事情也都是听家里人的。她只记得外婆一直跟她说，爸爸虽然家庭条件差，但只要肯努力，总有一天会翻身，想要好的条件，可以通过双手去创造，而且只要人勤快，一切都有可能。可如果你现在找一个有万贯家财的人嫁了，到最后发现那个人是个败家子，万一还有不良嗜好，那早晚有一天万贯家财也会被败光。

外婆很明智，妈妈也有自己的思考。然而就是这么简单的道理，还是会有很多人深陷在泥潭中无法自拔。

就这样从小耳濡目染，一句“人穷志不穷”，让我从小到大都有一颗努力上进的心，什么事情我都会全力以赴。

你眼中的毫不费力，都是我背后的拼尽全力！

小时候，为了帮家里卖菜，我是菜市场里有名的大嗓门；我在学校成绩优异，就连长跑都拿了冠军，打破了校纪录；我在大学更是一口气拿下了各项奖学金，还成了学校新闻中心主播；创业时，我一个人管理千人团队，做业绩，我一个人扛起千万指标……

我感谢命运让我一步步走到现在，也感谢自己在黑暗中徘徊时没有迷失方向，没有让父母失望。即使天上的星星不会说话，地上的我也能感觉到，那是父亲一直为我点的灯。

第10章
性格早就藏在骨子里

眼里有光，心中有爱，是我最想成为的样子。

找到独一无二的天赋，创造属于自己的价值，是我努力的方向。

做自己最喜欢的事情，尽自己最大努力去帮助身边需要帮助的人，是我发自内心的追求。

而这一切，都源于我充满大爱的爸爸和善良独立的妈妈。那一脉相承的亲情和秉性，是我成长的核心内驱力。

是妈妈的勤奋善良，爸爸的乐观质朴，让一个原本不在家庭计划内的小生命，能够在妈妈温暖细心的照料，以及爸爸坚韧挺拔的身躯庇护下，拥有天真烂漫的童年、活泼开朗的性格。现在回想起来，我的童年有太多的欢乐时光。

记忆中，我们那个四合院挨着另外一个四合院，中间有着长长的巷子，我记得爷爷那时不太爱说话，应该年龄也很大了，印象中门牙都已经掉了，腰身也有些佝偻，却依然神采奕奕，背着手在巷子里走来走去，看着我们一群孩子天天在巷子里开心地玩耍。巷子里时常会响起我们玩捉迷藏、丢沙包的欢声笑语。

因为爸爸妈妈的包容和爱，我们才会有那么快乐的童年，童年时的美好回忆几十年来一直深深刻在我的脑海里。

任劳任怨的爸爸，因为是家里的长子，一个人支撑着整个大家族的重担，不但要照顾我们姐弟三个，还要照顾爷爷奶奶，以及仅大我们十几岁的姑姑、二叔和小叔。家里有什么好吃的，都会先分给他的四个弟弟妹妹，有什么好的机会也会让给他们。

记得爸爸说，有一次村里给每家每户分配了一个去工厂工作的机会，每家只有一个名额，可是家里有五个孩子，只有一个名额，爸爸当时根本就没有考虑到自己，也没有考虑到自己家里孩子的未来，因为爸爸肩负着长兄如父的重任，认为自己有义务照顾好弟弟妹妹，一切都以弟弟妹妹为重。于是，就这样无私地把机会让给了小叔。在那个年代，连基本的温饱都不能保证的情况下，能够去工厂工作，就如同拥有了我们现在说的金饭碗。尽管这样，爸爸依然果断地把这样难得的机会让给了小叔。试想如果当时去工厂工作的是爸爸，那么我们上学和生活的环境就会完全不同，我们受到的教育也会不同，我们这个家庭的整个命运应该都会有着翻天覆地的变化。因为一个人的生长环境对成长起着至关重要的作用。当然，爸爸无私的付出就是最好的言传身教，生活依然艰苦，但是爱从不打折扣。

在那样的年代，身处如此艰苦的环境，生活又能善待谁呢？

尽管如此，贫穷并不能作为自我放弃的理由，爸爸和妈妈就是最好的榜样，他们毫无怨言地默默承担着一切，越是艰苦的环境，越能体现他们永不言弃、吃苦耐劳的精神。

贫穷确实会给人带来很多困扰，但是决定一个人一生的，是一个充满爱的家庭和家长的高素养。爸爸的好脾气深深地影响着我，让我能够和气地待人接物，遇到问题也懂得去宽恕和体谅对方，还有妈妈的事无巨细，都是爸爸妈妈送给我的最珍贵的礼物，并且让我终身受益。

现在回想起来，或许这就是不论我身处多么艰苦的环境，遇到多大的挑战，始终都有着从不轻言放弃的信念支撑。当然，这也更加坚定了我想要出人头地，以自己的能力打拼出一番事业的决心，只为让我的家人能够挺直腰板做真实的自己。

“积善之家，必有余庆”，爸爸妈妈始终为这个大家族毫无怨言地默默承担和付出，一直潜移默化地影响着我，让我从小耳濡目染地感受到，应该如何去照顾和关心身边的人，我想爸爸和妈妈无私的付出，就是善良、纯粹的样子。

一个家庭最核心的力量，其实是妈妈。我的妈妈一直是我的心灵支柱，也是我努力打拼的动力。而我骨子里那种坚韧、勤奋、敢于创新的能力，应该都是受到妈妈的影响。因为妈妈一直教导我不论什么时候都一定要善良，要懂得感恩、孝顺老人，遇到任何困难都要坚持，不轻言放弃，对待任何事情都要大气，不能斤斤计较，凡事要忍耐、要大度……

在勤俭持家的妈妈眼里，似乎没有什么事情能够难住她，或者说妈妈有着超强的创新能力，总是以最小的成本，创造最大的价值，把我们的家庭经营得多姿多彩。

我还在上小学的时候，爸爸妈妈就已经开始在菜市场卖菜，他们起早贪黑，只为能够让我们家庭的生活条件更好一些，虽然爸爸妈妈忙得根本顾不上我们的生活和学习，任何事情都是靠我们自己，但这恰恰锻炼了我们从小自力更生的能力。爸爸妈妈全力以赴的样子，让我从那个时候就开始懂得体谅父母的艰辛，不但自己完全能够生活自理，还在每天放学后，第一时间跑到菜市场帮爸爸妈妈卖菜。因为我阳光开朗的性格，我成了菜市场的“小明星”，每天像百灵鸟一般，给爸爸、妈妈唱歌，讲学校开心有趣的事情，还帮他们吆喝卖菜，忙得不亦乐乎，不但能帮爸爸妈妈很多忙，还能给他们带来很多快乐，当然也在不知不觉中，锻炼了我各方面的能力，让我感受到了自己有着无限的可能。

现在回想起来，妈妈虽然自己精打细算，但总是真诚地对待每一个顾客，也因此在整个菜市场有着非常好的口碑。妈妈文化水平并不高，却有着如此精进和吃苦耐劳的创业精神，为我们这个大家庭付出了非凡的热情和不懈的努力。

爸爸妈妈这些难能可贵的品质，伴随着我人生的每一个阶段，推动着我勇敢探索新的领域，并且让我能够在任何时候都不忘初心，如同妈妈一样，真诚地善待身边的每一个人。是爸爸妈妈让我拥有了刻在骨子里的坚强，并且有足够的力量去应对不确定性，激发自身的无限潜能，活出最珍贵的品质——眼里有光，心中有爱，坚强独立。

第 11 章 改变只能靠自己

人类最底层的需求通常都是希望被认可、被尊重、被赞赏。

每个孩子都有闪闪发光的优点，如果优点能够得到家人的关注、赏识和认可，并且还能时常有鼓励的声音，那么这个优点一定会成为优势。

始终被赏识的孩子，会更加关注自己的优点，这种信念的支撑，会让内心自然地充盈自信的力量，会让孩子为自己设定更高的目标并为之努力，会让孩子具备自我强化的内驱力，同时也会具备爱的能力。

当然，被赏识并不是优秀孩子的特权。

越是内在力量匮乏的孩子，越是需要被关注，需要被鼓励和赞美，去生发内心深处的价值感，如此才会逐渐生发自我完善的力量。

因为尊重和赏识都源自内心深处的爱。

这一切也是我最渴望的状态。

“幸福的人用童年治愈一生，而不幸的人则用一生治愈童年。”奥地利心理学家阿德勒的这句话，或许大家都很熟悉了。

我想说：这句话里有我的一生，更有着我一生的渴望。

我就是那个优秀的孩子。

那个内心极其匮乏爱的孩子也是我。

儿时印象里的妈妈，性格还是蛮开朗的，时常会看到妈妈开心的笑容。

小时候的我特别喜欢画画，现在想起来自己似乎真的是具备绘画的天赋。如果是现在的家庭，一定会让孩子去上各种创意美术的特长班，有可能就会诞生一个绘画小天才。可是那个时候，完全没有这个意识，更加没有这种环境和条件。

即使在这样艰苦的环境里，也依然没有影响我对绘画的坚持和热爱。记得应该是一次三八妇女节，我想要在这个属于妈妈的节日里，送给妈妈一个惊喜，也想用我的画，让每天被家务缠身的妈妈，生活中能够多一分乐趣和欢乐。

我用了几天的时间，精心画了一幅画，到现在我的印象都非常深刻。我记得画中有一栋小房子，房屋前有个小院，院子里有美丽的花儿，在花花草草中，爸爸妈妈开心地牵着我的小手，头顶有灿烂的太阳，我们的旁边还有家里那条顽皮的小狗——大黄。哇！现在想想，在明媚的阳光下，有幸福温暖的家，有爱我的爸爸妈妈，还有时刻陪伴我的小玩伴——可爱的狗狗。这是多么温馨的画面，那应该就是我心目中最幸福的港湾。

当我兴致勃勃地捧着精心准备的礼物，走到妈妈面前时，我以为妈妈会开心地说：“哎呀，我的小宝贝太棒啦，你怎么画得这么好呀！”或者是其他一些鼓励我的话，起码让我感受到，妈妈接收到了我对她发自内心的爱和祝福。

可是什么都没有，哪怕一个肯定的眼神都没有。

妈妈只是看了一眼，仅仅就是看了一眼而已。一点都不夸张。

这就是我的妈妈。

最疼爱我的妈妈。

一个只会把炽热的爱放在内心深处的妈妈。

看到我画的画，明明就是很开心；看到自己的女儿有绘画天赋，明明就是很骄傲；女儿能够记得在节日里送自己礼物，明明就是很自豪。可是我的妈妈就是这样疏于表达，凡事都放在心里，丝毫不愿流露。

这也是一直到今天，我内心深处最不愿触碰的痛。

一碰就痛到极致。

直到成年之后，在不断地学习和自我提升的过程中，我才逐渐明白，为什么妈妈的爱要隐藏得那么深。

妈妈应该和我一样，内心有个受伤的小孩需要被疗愈。

妈妈应该也和我一样，有个内心极度匮乏爱的童年，从小没有受到家人的赞美和欣赏，即使自认为很优秀，如果没有人帮你按下“确认键”，那么不论当下的你有多么优秀，也会大打折扣。因为内心缺乏自信和爱，自然也不懂得如何正确地输出爱、表达爱。妈妈一生都只是默默地付出，默默地在背后为我们做一切力所能及的事情，尽最大可能照顾好我们这个大家庭中的每一个成员。

内心如此匮乏、如此需要爱，依然要像太阳般发光发热，真的是太为难妈妈了。我很惭愧，直到今天，我才真正懂得妈妈内心深处那深沉的爱。尽管疏于表达，但是对我们的爱从未有任何折扣。

我想，这就是我的自我疗愈之旅。

已经不记得是什么时候看到过这样一句话：我们以为贫穷就是饥饿、衣不蔽体和没有房，然而最大的贫穷是不被需要、没有爱和不被关心。

我想，我和妈妈的内心都有这样一种贫穷。我们同样期待被关心、被呵护，而妈妈初为人母时，并不具备学习的条件，不懂得什么才是正确的养育方式，不懂得怎样正确地表达爱，更加不懂得赞美和认可的力量对一个人成长的重要性。妈妈只是尽己所能地照顾好我们每一个人。

我和妈妈的出生无法改变。可是不断学习和成长的我，既然已经具备改变命运的能力，为什么不改变自己的思维呢？

既然懂得了妈妈内心深处的匮乏，而我已经长大，已经能帮助妈妈疗愈那个被忽略几十年的内在小孩，就要尽我所能给予妈妈无限的爱与包容，让妈妈感受到童年缺失的尊重、认可、鼓励和赞美，让妈妈从内心深处生发爱的力量。

因为这同样是我内心深处的渴望。

当我们内心极度匮乏爱的时候，就会不断地向外抓取，想要通过最亲近的人去获取，如果不能如愿，就会心生埋怨，认为都是对方的错。现在想来，这一切的根源都在自己，是自己不够强大，或者说，这也是自私的表现，说明自己还需要学会转换思维模式，一切从自己出发，自己好了，世界就变了。

这也让我更加理解和懂得应该怎样去爱我的妈妈，爱我身边的每一个人。我要用我的爱去温暖妈妈，因为我已经有能力去弥补妈妈童年缺失的爱。

“幸福的人用童年治愈一生，而不幸的人则用一生治愈童年。”这句话里同样蕴含着妈妈的一生，而我愿意成为那个用一生为妈妈疗愈童年，并且有能力让妈妈获得幸福的人。

第12章 家庭教育影响性格

通常人们都会说，性格决定命运。

可是，我想说，家庭教育既能影响性格，也会影响命运。

儿时的记忆中，爸爸和妈妈的爱虽然从未缺席，但能够感受到爸爸和妈妈给予我们的是两种截然不同的爱。

所以，我的原生家庭环境，注定会让我有着双重性格。

举个简单的例子：小时候难免调皮犯错。尽管是无关痛痒的小事，妈妈也会大发雷霆地痛斥我们。准确地说，会一直喋喋不休，一件看似很小的事情，她都会唠叨、埋怨很久。而我那一向和气的爸爸，却总是一笑了之，认为小孩子做点错事很正常，不必太较真。

所以小时候，只要爸爸有时间，我们姐弟三人总是围着爸爸转。爸爸的性格非常开朗，而且风趣幽默，唱歌也特别好听。爸爸还经常自娱自乐地吟诗，或者跟着电视开心地哼唱着小曲。

如果我那吃苦耐劳、踏实勤奋、多才多艺的爸爸有如今的条件，再加上各种学习资源和环境的加持，他一定会有让我们更加为之骄傲的成就。爸爸应该是被时代和环境埋没的诗人、歌唱家，最起码也是个文学家，因为爸爸曾经写给我的信就充分说明，他情感极其细腻，也非常善于用文字表达内心的真实情感。

可现实中的我们，家庭条件真的非常艰苦，甚至我们都没有条件上幼儿园。记得妈妈跟我说过，我们姐弟三人除了我上了半年的幼儿园，姐姐和弟弟都没上过幼儿园。

在我的记忆中，爸爸妈妈为了生计，为了养育我们三个孩子，总是忙碌着。难得的闲暇时间会坐下来悠闲地看一会电视，这种时刻，可以说是最幸福的时刻，也是我最期待的最开心快乐的时刻。

爸爸通常都是坐在床上，我们会跟爸爸抢电视看，爸爸就由着我们闹着、笑着、抢得不亦乐乎。我最喜欢的就是爬到爸爸那坚实而又宽厚的肩膀上，用小皮筋给爸爸扎小辫。最让我羡慕的，是爸爸那潇洒的自来卷，这或许也是我最喜欢给爸爸扎小辫的原因吧，当然我也很享受在爸爸有力的臂膀和温暖怀抱中的感觉。

那时候的我，应该还是在上幼儿园之前，因为还很小，掌握不好力度，也没有分寸，经常会用皮筋把爸爸的头发拽得很紧，当然就会很疼喽。可是，不论我怎么折腾，爸爸从来都不发脾气，总是笑眯眯的，跟我们一起开心地玩闹着，这一点真的是太像爷爷了。

爷爷就是这样的好脾气，虽然话不多，但是对人非常和气。在我的记忆里，爷爷总是笑眯眯的，似乎就没见过他发脾气的样子。爸爸开朗温和的好性格应该也是受到爷爷的影响。这可以说是遗传，或者说是耳濡目染，也可以说是言传身教的结果吧。

总之，很庆幸爸爸有个好爸爸。

我的妈妈，那个让我经常歇斯底里、怀疑人生的妈妈，那个内心分明有着炙热深厚的爱，却总是用让人误解的方式表达爱的妈妈，让我极度缺乏自我认同的能力。这种价值感的匮乏，一直伴随着我成长的每个阶段。

妈妈并不是天生就如此暴躁，在我的记忆中，妈妈也有开朗快乐的时候。妈妈嫁给爸爸之后，要与大家族中的每个成员和睦相处，还要照顾一大家子人，每天忙碌于各种琐事中，还经常受到各种埋怨和指责，内心一定有非常多的委屈和无奈。经过生活的百般磨砺，长嫂如母的妈妈，需要承受的东西太多。妈妈的性格慢慢变得越发暴躁，很多情绪无处释放，也不能对长辈以及爸爸的弟弟妹妹们发脾气，所以就把矛头指向温和宽容的爸爸，以及幼小而毫无反抗能力的我们。或者说，我们是妈妈释放压力和情绪的一个出口。

相比较而言，爸爸的情感比较内敛，什么事情都习惯放在心里。不管是生活的压力，还是来自这个大家族的压力，爸爸都积压在内心，情绪无法释放。时间久了，压力和情绪的积压，就会影响身体健康，那个时候，医疗条件和经济条件都非常有限，最终爸爸付出了生命的代价。

从这个角度来分析，性格决定命运一点都没错。爸爸忍辱负重的性格，导致他习惯隐藏一切压力和情绪，想要自己一个人承担，最终付出惨痛的代价。

而我那快言快语、心直口快的妈妈，习惯第一时间把情绪都释放出来，尽管在言语表达上有所欠缺，但能够及时释放负面情绪，反倒使妈妈能有健康的身体，这也是最让我感到欣慰的。只要能让我的妈妈永远健健康康，我也很愿意做妈妈的出气筒。

爸爸和妈妈处理问题的方式可以说是两个极端，这深深地影响着我，以至于我会感觉自己有时性格很分裂，有时非常善解人意，总是会替别人着想，有时似乎很容易走极端。

现在回想起来，爸爸的性格不仅影响着我待人接物的方式，也让我能够更加深入地领悟到，如果我们能够宽容、善待身边的人，那么一定会受到同等善意的回馈，因为那都是我们自己种下的善意的种子。

虽然我们播种的时候会有艰辛，会有不理解的声音，但是只要我们是满心欢喜、毫无期待的，那么这颗种子就会慢慢地在爱的滋养下生根发芽，总归有一天能够回馈给自己更多的善意。

没有谁能够拥有完美的童年，也没有谁能毫不费力地拥有完美的一生。我可以有不完美，但我不允许自己堕落，因为我骨子里有爸爸的宽容、豁达，有妈妈的善良、坚韧。

虽然我不能决定我的出生、改变我成长的环境，但我有自我成长的意识，我会让自己在学习的过程中逐渐强大，具备改变人生的能力。

第 13 章
请相信，一定会有天使在爱你

在中国这片历史悠久的土地上，人们用自己的智慧和汗水构建了完整的建筑体系，并且用独一无二的建筑理念，打造了一种独特的建筑——四合院，每个院子里都有着不同的人生故事。爷爷家的大院就是这种建筑形态。一个大家族在一个院子里生活，除了鸡毛蒜皮的事多了一点之外，平时一大家子热热闹闹的，对于四五岁的我来说，这样的氛围，还是很有烟火气息的。

或许这也是孩子与成人的区别吧。毕竟孩子的世界更加单纯，对很多事情似懂非懂，童年的我会把关爱我、照顾我的人视为天使，刻在内心深处。

童年的生活能够让人记忆深刻的，一定是非常有意义，或者是能够让内心有所触动的事情。

这个院子里除了我那好脾气的爷爷、开朗的爸爸和善良的妈妈之外，我最爱的就是大姑了。除了爸爸妈妈之外，这个院里最关心我、最爱我的也是大姑。

爱美是女孩的特权吧，大姑也不例外。只要有空，大姑就喜欢逛街，喜欢去买漂亮的衣服，把自己打扮得漂漂亮亮的。最关键的是，大姑居然不嫌我麻烦，每次去逛街，都愿意带着我这个叽叽喳喳的小不点一起去，这可是我最开心的时刻了，因为只有跟着大姑，才有这样出去逛着玩的机会，别提有多开心了。

现在想想，为什么长大之后我那么热衷于逛街，一定是大姑在那个时候带给我的快乐体验，一直留存在我的记忆中。所以在自己长大之后，就经常回忆过去快乐的时光，并且不自觉地去找寻那份快乐的感觉。

能够留存在记忆深处，并且让我印象深刻的，或许是我内心渴望或者喜爱的事情。

在爷爷老院子生活的时候，印象最深的就是在冬天，天气特别寒冷，家里没有暖气，都是靠生火炉子取暖，甚至都买不起煤炭，只能烧煤球取暖。所以家里非常冷，每次洗过头发之后，头发就能冻成冰溜子。可是那时小小的我，并不懂得什么是生活的苦，反而觉得头发冻得一溜一溜的，特别好玩呢。

大姑结婚后，有了自己的新家，隐约记得是那种家属院而且还是楼房，因为每次去的时候都要爬楼梯。尽管有些破旧，但已经比我们那个老院子条件好多了，起码有暖气，家里很暖和，还可以洗澡。那时，爸爸妈妈每天都特别忙，根本没时间管我们。

大姑每个星期都会接我去她家里，然后我们一起去澡堂子洗澡，那种感觉真的太美好了，我到现在都清楚地记得，大姑会非常耐心地给我搓澡，每次大姑给我搓背的时候，我都特别享受，能够真切地感受到大姑对我的爱。

或许这就是善良的爸爸真诚付出的回报吧。只要你真心实意地对待身边的人，但凡是懂得感恩的人，都会回馈给你同样的善意，你只管善良，一切爱的回流都在来的路上。

大姑就非常懂得感恩，也特别感激爸爸为这个大家庭的付出。所以，大姑会用她的方式表达对我们的爱。

大姑做饭特别好吃，我到现在都记得大姑炒的酸辣土豆丝的味道。

每次大姑做了好吃的，比如做了我爱吃的排骨，或者包了饺子，就会告诉我："我做了你最爱吃的，快来拿回去吃吧。"每当这时，哪怕只是一顿简单的粗茶淡饭，我都特别开心，因为我能够感受到这不仅是一顿饭那么简单，这是大姑在用自己的方式爱我们。

当时我就想，等我长大了，一定也要给大姑做很多好吃的。

虽然大姑有了自己的家庭，但还是经常照顾、帮助我们，其实，她自己小家庭的条件也非常艰苦。记得大姑刚生孩子的时候，因为经济条件不够好，营养跟不上，大姑的奶水不够孩子吃，可是家里连买奶粉的钱都没有。最后不得已，大姑决定把自己的金戒指卖掉，用来给孩子买奶粉。

记得当时大姑带着我一起去老皇庙，让他们评估这个金戒指能卖多少钱。因为我那时候还很小，看着大姑拿着金戒指恋恋不舍的样子，不是很理解，就问大姑，为什么要把那么喜欢的金戒指卖掉呢？大姑说，因为家里实在没有钱给宝宝买奶粉了。

这时我才意识到，大姑是迫不得已才这样做，小小年纪的我，第一次感受到了钱对于一个家庭的重要性，我在心里默默地许愿，等我长大之后，我一定要好好学习，靠自己的努力去赚很多钱，让大姑不再为了生活变卖自己最喜欢的东西。

有时我也会经常问自己为什么要这么拼，我经常仰望天空，问星星、问月亮，可是很多事似乎都没有正确的答案。想要让我最爱的人都过上幸福的生活，或许就是我这么多年以来一直努力工作，不断接受和迎接挑战，想要实现主宰自己的生活和命运的内驱力。

尽管这些都是一件件非常小的事情，但在我心里却烙下了深深的印记。直到今天，我都清楚地记得大姑对我细致入微的照顾。

《荀子・劝学》中说："积土成山，风雨兴焉；积水成渊，蛟龙生焉。"虽然是一件件不值一提的小事，但年年月月，一朝一夕，会在潜移默化中，影响和温暖一个幼小的孩子。

大姑就像内心充满爱的天使，一直温暖着我幼小的心灵。在那个艰苦的年代，大姑用自己无私的爱，让我因为爸爸妈妈太过忙碌而被忽略的童年时光，变得无比温暖，也让我懂得了什么是感恩。感恩是每个善良的人最真挚的情怀。爸爸、妈妈、大姑的善良和无私的付出，给我幼小的心灵种下了善意的种子。

第14章 血浓于水

近些年比较火的一个词——原生家庭，或许大家会觉得，这个词与我们无关。可是从心理学的角度来说，原生家庭对我们每个人或多或少都有影响。

如果把原生家庭比喻成一栋房子，那么父母细致入微的爱和关怀，就如同这栋房子坚实的地基和密不透风的墙壁，让这个温暖的小家成为爱的港湾，呵护着我们健康快乐地成长。

童年时期如果缺失了父母之爱，那么这栋房子就如同一座茅草屋，家徒四壁，越是寒冬需要父母的温暖时，越是四处漏风，雪上加霜。而这通常是人们在谈论到原生家庭时最为聚焦的一种社会形态。

原生家庭对一个人的影响，不仅是童年，而且是一生。

其实，我想说的是我的弟弟。

因为特殊原因，弟弟出生后一直被寄养在外。虽然是被寄养，但那个抚养弟弟的爷爷奶奶非常善良，家里还有一个儿子和女儿，他们的年龄也都不大，也就比我们大几岁。他们把弟弟视为自己的孩子，一直精心照料着弟弟，天天带着弟弟一起玩。他们对弟弟万般疼爱，这给弟弟留下了非常美好的回忆，所以在弟弟的心里，已经把抚养他

的爷爷奶奶视为自己的亲生父母。

弟弟是幸运的，那种没有血缘关系的爱很纯粹。

三岁之后，弟弟被接回来，与爸爸妈妈还有我和姐姐一起生活。因为家庭环境的变化，爸爸妈妈又特别忙碌，很少有时间陪伴和照顾弟弟，通常都是我和姐姐带弟弟一起玩。一直被精心照顾的弟弟，不仅想念抚养他的爷爷奶奶和姑姑，还要学会适应这个对他来说完全陌生的家庭。毕竟年龄还很小，很难分清两个家庭之间的关系。每到寒暑假，弟弟就会哭着闹着要回抚养他的爷爷奶奶家。

妈妈跟三岁之前的弟弟相处得太少，所以不是很了解弟弟的脾气。或许是因为弟弟一直被宠爱着长大，所以有时比较调皮，还经常欺负我们。每次弟弟调皮捣蛋的时候，妈妈就会训斥弟弟几句，可是妈妈越是唠叨，弟弟就越是要跟妈妈对着来，甚至哭闹得更厉害。有时妈妈被闹得不耐烦了，就会说："再闹就把你送回你爷爷奶奶家去。"这时，弟弟哭闹得更厉害了，因为他真的想回抚养他的爷爷奶奶家，在他的内心深处，那里才是心的归宿。

不懂得沟通、没有意识到有效沟通对于一个孩子构建安全感和归属感有多重要的爸爸妈妈，也很难走入弟弟的内心。当然，爸爸妈妈看到弟弟哭闹着要回去的时候，心里一定是特别难过的。妈妈也会背着我们悄悄流泪，毕竟这是她的亲生骨肉呀。但又不知该怎样才能让弟弟真正融入我们这个大家庭，让弟弟感受到这里才是他的家。这也算是那个时代家庭教育缺失的悲哀吧。

爸爸妈妈平时非常忙碌，需要照顾和承担一大家子人的衣食住行，所以精力实在有限，跟我们沟通得特别少。

当然，在那种每天都是为了温饱奔波忙碌的年代，爸爸妈妈没有意识到，相比让我们吃饱穿暖，我们更需要的是来自爸爸妈妈的关注和认可。

0~3 岁是儿童安全感建立的关键期，需要父母无条件的爱和陪伴，需要父母美好而又真诚的认可和肯定，这样才能够慢慢地培养和建立独立完整的自尊体系，充满自信地面对未知的世界。

三岁之前，父爱母爱的缺失，让弟弟在最需要建立安全感的时期，缺少了与最亲近的父母链接的记忆。当他内心感受不到爱的时候，自然会向外求，想要回到抚养他的爷爷奶奶家，内心也会缺乏自信和自我价值感，内心缺爱的孩子往往会比较自卑，他会觉得爸爸妈妈不爱他，是因为自己不够好，所以内心非常渴望被认可。

优秀的孩子都是鼓励和赞美出来的，自卑的孩子通常都是从小被打击造成的。我的爸爸妈妈不是很擅长用语言表达爱。尤其是妈妈，为了显示自己作为家长的权威，从来不会用美好的语言来欣赏和赞美我们。妈妈本来就不善于表达，还总是特别严肃，经常为一点小事唠叨个不停。每次妈妈这样唠叨我们时，都会让我们误以为妈妈这是不爱我们的表现。长大后才明白，那也是妈妈在当时所处的环境和状态下表达爱的方式。

妈妈在训我们的时候，我和姐姐时常会跟妈妈争辩，而弟弟总是保持沉默，总感觉不能完全融入这个大家庭，总会有一种莫名的陌生感。每当弟弟沉默不语时，我和姐姐都特别心疼他，所以不论弟弟怎样顽皮，我们都尽量避免训斥弟弟，只希望他每天都能开开心心的。当然，一起生活那么多年，感情是可以慢慢培养的，但是弟弟内心的那一扇小小的心门，如果没有人替他解锁，是很难彻底打开的。

家庭环境的改变，对弟弟幼小的心灵有着非常大的影响，让他和这个家庭有种无法逾越的鸿沟，这种伤痛就是原生家庭的痛，需要用一生去疗愈。

或许是完全没有血缘关系的爷爷奶奶和姑姑，一直用真诚的爱温暖着弟弟幼小的心灵，所以一直到现在，弟弟的内心深处还是装着童年时期那份最纯粹的爱，把抚养他的爷爷奶奶和姑姑当作亲人，时常回去探望他们。

弟弟特殊的成长经历，是历练也是一种成长。这让他意识到，无论多忙，一定要把孩子带在自己身边。所以他结婚有了孩子之后，不论多难，都尽量把孩子带在身边，用全部的爱去陪伴孩子成长。弟弟不希望自己的孩子也像他一样，有着不完美的童年。他也是想要用这种方式去疗愈自己内心那份缺失的爱。

弟弟有了孩子之后，才真正感受到照顾家庭与工作很难平衡，经常会遇到很多难题和困扰，才真正体会到父母的艰辛和不易。他养育一个孩子都时常会感到力不从心，更别说爸爸妈妈当时既要照顾我们姐弟三人，还要照顾爷爷奶奶、叔叔和两个姑姑，一大家子的重担全都压在爸爸妈妈的肩上，爸爸为这个大家庭承担了太多太多，以至于最后积劳成疾，早早地离我们而去。

坎坷的成长经历，让弟弟意识到高质量陪伴孩子成长的重要性，所以竭尽所能地为孩子创造更好的成长环境和学习环境，只为让孩子拥有幸福快乐的家庭和童年，成为从小内心富足的孩子。

为了生计奔波忙碌的弟弟，难免会因为工作太忙碌，而无法照顾孩子（孩子没有到上幼儿园的年龄），所以只能请保姆白天帮忙照看孩子。

这时，弟弟首先想到的就是从小耐心细致照看他，并且最疼爱他的姑姑，那种情感的信任和依赖是与生俱来的，他能够感受到抚养他的爷爷奶奶和姑姑对他那份纯粹的爱和关怀，弟弟对他们情感的依赖是无法用言语表达的，所以弟弟面对孩子时，内心是非常柔软的，一心只想给予孩子最纯粹的爱。

我们的成长经历，以及弟弟跟抚养他的家庭之间的那份情感，让我真切地意识到，充满爱的家庭氛围是孩子成长必需的养分，让孩子感受到爱，才会具备爱的能力，才能轻松自如、自信快乐地面对挑战，并且拥有坦然接受爱的自信和表达爱的能力。

第15章
死亡这么近，又那么远

通常，我们都不愿谈论死亡，且以悲观的心态去看待死亡。可是人类是必然要经历死亡的生物，这也是人类的自然属性。

人们不愿谈论死亡，或许是觉得死亡离我们很远。可是，人类的存在其实就是一个走向死亡的过程。就如同德国著名存在主义哲学家马丁·海德格尔在解释“向死而生”时说：死和亡是两种不同的存在概念。死，可以指一个过程，就好比人从出生走向死亡的边缘，我们过的每一年、每一天、每一小时，甚至每一分钟，都是走向死的过程，在这个意义上，人的存在就是向死的过程。亡，指的是亡故，是一个人生理意义上的真正死亡，是一个人走向死的过程的结束。

看到这段话时，瞬间打开了我的童年记忆，把我拉回到了那个承载着我童年喜怒哀乐的四合院。在那里，我真切地目睹了人是如何一步步走向死亡的。尽管两三岁的我，并不懂得什么是死亡。

记忆中，爷爷奶奶的身体不是很好，尤其是奶奶。我印象中，奶奶似乎一直都是卧病在床，每天咳嗽得特别厉害。人在生病的时候，尤其是常年被病痛折磨，并且能够感受到自己的身体每况愈下，预感到自己已经在走向死亡的时候，心情当然会受到影响。所以，我记得奶奶那时火气特别大，对我们也比较凶，经常会乱发脾气。记忆中，很少有被奶奶疼爱的印象。当然，那个时候我还很小，也就两三岁的样子，能留存在记忆里的事情也是非常少的。对奶奶的印象或许是爸爸妈妈、姐姐告诉我的，或者是他们在谈论到某些事情时我听到的。

后来，随着年龄的增长，我自己也有判断力后，会思考善良的妈妈为什么有时候脾气会变得那么暴躁。其实，只要有一点判断力就能想到，妈妈不但要照顾这一个大院里的老老小小，还要考虑用什么来支撑这个家庭的日常开支。妈妈每天天还没亮就开始干活，精疲力尽之余还要忍受婆婆的暴脾气，可想而知，性格刚强的妈妈内心承受了多少委屈和无奈。婆媳关系永远是一个大家族里最难破解的难题。妈妈不但身体疲惫，精神还要承受巨大的压力，再加上妈妈心直口快、心里藏不住事的性格，自然也会用她的方式来释放压力。每次想到当时妈妈的处境，我就特别能够理解妈妈，也非常心疼妈妈承受得太多。

在我三四岁的时候，奶奶就离开了我们，这也是我第一次亲身经历了死亡的全部过程。那个时候小小的我，并不懂得什么是真正意义的死亡。当看到每天都在无微不至地照顾奶奶的爷爷，那天突然坐在床边抱着奶奶一直哭时，我并不是很理解，只知道，从此我不再有奶奶了。那时我二叔和小姑也只比我们大几岁而已，奶奶就这样撇下几个未成年的孩子离开了，奶奶没能陪伴孩子长大成人，更别说看着孩子们结婚生子了。所以在爷爷那撕心裂肺的哭声里，有着太多复杂的情感。

这是幼小的我第一次经历了真正的死亡。

第二次是在我十岁左右。奶奶的离开对爷爷的打击非常大，原本身体就不太好的爷爷，再加上奶奶的离去，似乎没有了精神支柱，身体状况越来越不好，所以在我十岁左右，爷爷也离开了我们。奶奶离开时我还太小，没有多少记忆，可是爷爷走的时候，我清楚地记得，我们都哭得特别伤心。因为我们都已经长大懂事了，还有个非常重要的原因，那就是善良的爷爷一直都非常疼爱我们，并且我们也已经懂得了什么是真正的死亡，也是第一次真切地体验到与死亡亲密接触的那种撕心裂肺的感受。

当我们不愿面对死亡，认为死亡离我们很远的时候，年少懵懂的我却已经经历了两次至亲的离开。

家庭的贫困和农村落后的医疗条件，让爷爷奶奶的身体和精神都备受折磨，以当时的条件，他们完全不具备与命运抗争的能力，即使还有未成年的孩子让他们牵肠挂肚，也不具备改变命运的条件。

好在他们养育了一个善良有担当的好儿子。爸爸从此成了一家之主，承担起了这个大家庭的重担，像慈爱的父亲一样，精心照顾着弟弟妹妹。甚至，大姑和小叔结婚都是由爸爸和妈妈一手操办的。这也让我深刻地体会到什么是长兄如父。

爸爸不但坚强地承受着父母离开后内心的伤痛，还要积极面对眼前的一切困境。这也是我的爸爸让我特别佩服和崇拜的优秀品质。最重要的是，爸爸能够以积极的心态去面对死亡，把父母的离去当作鞭策自己努力面对生活和挑战的动力，及时把自己从失去亲人的状态中转移到了一种更为高级的模式：以一种全新的身份和姿态出现在这个大家庭中，不但要清理自己的负面情绪，还要让弟弟妹妹看到未来的希望。这才是最难能可贵的品质。

学会面对死亡，是我们每个人的成长必修课，而看待死亡的态度，才是至关重要的，这是我的爸爸给我上的第一堂关于死亡的课，让我能够以全新的视角去看待死亡。死亡看似离我们很远，但一直以不同的方式伴随我们左右。当我们不再惧怕死亡，而是以一种积极的心态去面对时，那么我们的眼前就会呈现出一个完全不同的世界，那里有星空大海，有通往未来的道路。海德格尔对人如何面对无法避免的死亡，给出了一个答案：生命意义上的倒计时法——“向死而生”。

第三部分

不想被踩在脚下，就要用力生长

第16章
靠创业改变命运

随着时代的发展和变化，作为中华民族的传统美德——诚实守信，被赋予了具有新时代精神的新内涵。不仅仅是忠诚老实，还要忠于事实，不隐藏自己的真情实感和真实想法，要诚实地表达内心的真实感受，更不能为了隐瞒不可告人的秘密去欺骗说谎，要信守承诺，并且要忠于自己的内心，勇于承担责任。

让我感到无比自豪的是，我的爸爸和妈妈无论做人还是做事，诚实守信这种优良的品质在他们身上体现得淋漓尽致。

作为长子的爸爸很早就承担起家庭的重任，当时在农村生产队的集体劳动连家庭的温饱都不能解决。所以，爸爸妈妈为了让我们这个大家庭能拥有好一些的生活条件，在没有任何经济基础的条件下，开始了艰难的创业。

最早的时候，困难到连三轮车都买不起，爸爸妈妈就批发一车西瓜，找一辆厢式货车拉回来在市场卖。没有摊位，白天如果卖不完这一车西瓜，放在外面还担心会被人偷，所以晚上还要有人看守着。但是我们家没有这个担忧。我的爸爸妈妈从一开始就一直以诚实守信为原则，妈妈虽然没什么文化，但是智商非常高，也特别聪明善良，从来都不会缺斤少两，而且会真诚地对待每一个顾客，所以我们家的西瓜每次都能早早地卖完。

后来积累到一定的资金，就在菜市场租了两个摊位。这两个摊位还不在一起，一个在这头，一个在那头，爸爸妈妈如果有事需要离开，或者要做饭的时候，其中一个摊位就需要有人看着。所以，每次我和姐姐放学回来就去给爸爸妈妈帮忙。因为妈妈的勤劳和善良，顾客都对妈妈非常认可，妈妈也比爸爸更懂得如何经营，所以通常到了做饭时间，都是爸爸回去给我们做饭，而我就会代替爸爸看菜摊。

都说穷人的孩子早当家，这一点我们最有发言权。年幼的我们很小就开始体谅父母的不易，因为每天天还没亮，爸爸妈妈就出门去批发蔬菜了，他们真的是起早贪黑。记得那时我们姐弟三人都是相互照顾，每天一起牵着手去上学，当时家里还养着一条大狗和几只狗宝宝，每次我们去上学的时候，它们都会一直跟着我们，一直到我们过马路之后，还站在对面目送和看护着我们，每次回头看着狗狗目送我们的样子，都感觉特别幸福，现在回想起这些还感觉特别温暖。

听妈妈说，我从小就口齿伶俐，嘴巴甜，胆子也大，会学着爸爸妈妈的样子，像模像样地吆喝着卖菜。记得有一次，有个叔叔问我们的萝卜糠不糠，其实我根本不知道什么是糠，以为糠就是好的意思，于是大声说："糠得很，买几个尝尝吧。"当时就把旁边的人全逗乐了，大家都开心地笑着说："这个小丫头真好玩。"大家都知道我是小孩，也不在意我说了什么，就是觉得我很可爱，最后那个叔叔还是买了我家的萝卜。

虽然这仅仅是个很好玩的经历，但能够看出我从小就有着经商头脑和胆识，性格开朗，口齿伶俐，在众人面前敢说话，这也为我现在能够成为讲师奠定了非常坚实的基础。

我的妈妈在做生意方面真的非常有天赋，不仅诚实守信，还对人非常真诚，从来不会贪任何人的便宜，还会经常送给顾客一些大蒜、大葱、香菜等，所以整个大市场几十家菜摊，我家的生意一直都是最好的。后来我们学业重了，没有那么多时间去帮爸爸妈妈看摊了，他们就把两个摊位合成了一个，这样摆的菜品种也更多了。

在爸爸妈妈的精心打理下，生意越来越好，从最开始买不起三轮车，到最后买了两辆三轮车，每次累了困了，妈妈就会在三轮车里给我铺个被褥，这也成了我记忆中的幸福摇篮。尽管条件很艰苦，可是能够跟爸爸妈妈在一起就非常幸福，因为他们在哪，哪里就是我们的家。

在积累了一定的资金之后，大概在我十岁的时候，爸爸妈妈又开了家餐馆。那家餐馆是爸爸的同学跟爸爸合伙开的，因为爸爸特别善良，爱说爱唱的，性格特别开朗，对人也特别真诚，所以人缘特别好。餐馆的位置也特别好，那一片餐厅非常集中，也是特别繁华的地段，我记得有包子、饺子，还有各种炒菜，当时的生意真的是特别好。

可是好景不长，餐馆经营了一年左右，所在的商厦发生了一场特别大的火灾，餐馆经营也就以失败告终。尽管如此，也并没影响到爸爸妈妈积极努力的心态，似乎任何困难都难不倒他们。于是，爸爸妈妈又重新回到菜市场去卖菜，我家的生意依然特别好，听妈妈说，每个月能有一千元左右的收入。在那个年代，让我们非常羡慕的工人每个月也就几百元的收入。所以每个月一千元左右已经算是高收入了，尽管如此，爸爸妈妈依然还是省吃俭用，从来不舍得为自己花钱，但是对于正在长身体的我们想吃什么，爸爸妈妈从来不打折扣，都会尽量满足我们，爸爸妈妈靠自己的努力和辛勤的付出，让我们的生活越来越好。

著名教育家孔子说："人而无信，不知其可也。大车无輗（ní），小车无軏（yuè），其何以行之哉？"也就是说，一个人如果不讲信用，是根本生存不了的。就像大车没有车辕与轭相连接的木销子，小车没有车杠与横木相衔接的销钉，靠什么行走呢？

爸爸妈妈说不出华丽的话语，也不会给我们讲什么大道理，但他们用诚实守信、勤劳善良的一言一行影响着我们的一生。

第17章 金屋银屋，总要有个自己的“草窝”

铺天盖地的人和事，还有这个大家庭里诸多沉重的负担和责任，让爸爸和妈妈每天从早到晚忙碌着，似乎没有喘息的时间，甚至可以说是剥夺了他们生活的全部。

尽管爸爸妈妈每天忙得精疲力尽，几乎没有时间陪我们，可是，无论何时何地，妈妈在哪，哪里就是我内心深处爱的港湾。无关贫富，更与环境无关。

我虽然两三岁就跟着妈妈在菜市场卖菜，天天困了就睡在三轮车里，可是一睁开眼睛，能看到妈妈在身边，就会特别开心，这就是爸爸妈妈给予我的安全感。妈妈也是同样如此，无论多忙多累，始终坚持把我们带在身边，能时刻看到我们，心里才踏实。

这或许就是幼年时期的我们，简单而纯粹的心灵，让我们留存在记忆中的都是些非常美好的画面，也让我们更愿意回想起过往生活是充满阳光的，而不是黯淡无光的。

所以，家对于年幼的我们来说，不在于环境，关键在于一家人能够其乐融融地生活在一起。和爷爷奶奶以及一大家人生活在大院里，还可以和姑姑、叔叔一起玩，爸爸妈妈忙碌得顾不上我们时，姑姑和叔叔也会帮忙照顾我们。所以，即使当时的条件很艰苦，但是一大家人在一起热火朝天生活的场景，也是一段快乐的回忆。

农村单调而贫乏的生活就是这样的日复一日。可是这也不会有任何影响，因为没有受过高等教育的妈妈有自己的梦想——用自己的双手为我们建造一个属于我们的家，然后尽早把弟弟接回来自己抚养。不然年龄越大，童年的记忆就会越深，会让他更加留恋他从小生长的环境。

随着我们慢慢长大，在爷爷的大院中，我们那个空间有限的屋子渐渐显得有些拥挤了，所以爸爸妈妈就想在接回弟弟之前，建起属于我们自己的家。可是妈妈一定没有想到，她的这个梦想不仅通过自己的努力实现了，而且因为爸爸妈妈盖的这栋房子，最后让我们姐弟三人都拥有了一套属于自己的楼房。

在我的眼里，我的妈妈就是个超级魔术师。任何东西，哪怕是被舍弃的无用之物，经过心灵手巧的妈妈的一番改造，都能变废为宝。

妈妈每天趁着卖菜不忙的间隙，或者去批发蔬菜、回家的路上，如果看到有被丢弃到路边的砖头或者木头之类的，都会捡回来放在一起，为建新房子做准备。并且为了尽快实现这个梦想，爸爸妈妈更加努力赚钱了。

外公外婆听妈妈说想要盖房子，毫不犹豫地出钱帮助爸爸妈妈。因为心地善良的爸爸一直也特别孝顺外公外婆，家里家外的事情，爸爸都会尽心尽力地帮外公外婆打理，外公外婆也一直都非常喜欢这个女婿。所以，不论他们听到我家有什么事情，都会第一时间帮助我们。妈妈说因为外公外婆的家庭条件，相对爷爷家来说算是比较好的，因此这些年，不论是妈妈结婚生孩子，还是我们上学，外公外婆都经常资助我们。

在外公外婆的资助下，妈妈的愿望提前实现了，很快我们就拥有了自己的新家。那个时候都流行盖空心楼板房，也就是人们常说的平房。因为当时资金有限，先盖了五间，就已经完全能够满足我们当时的需求。

住进新家的我们真的是特别开心，尤其是通过爸爸妈妈一砖一瓦，辛勤努力盖起来的房子，更加有成就感。新房子的大院比爷爷家的还要大，我们很满足。

可是，妈妈是有着大梦想的女子，妈妈考虑问题不像我们这么简单，妈妈想得更加长远，还要考虑未来，为我们的将来做长远的打算。于是，妈妈依然省吃俭用地继续攒钱，一点一点地把整个大院都盖满了房间，大概有二十个房间。

人们通常会说，金屋银屋都不如自己的“草窝”。爸爸妈妈用自己幸勤的汗水建造了属于我们自己的“草窝”。当然，这是与众不同的草窝，因为这里有着妈妈无可替代的爱。

这个新家不仅给了我们一个属于自己的大院，有了可以开心玩耍的场地，还在爸爸离开我们之后，妈妈一个人无法支撑我们上大学时，靠出租房子来贴补我们的学费和生活费。这在那个年代算是一笔很大的收入了，不然根本无法想象靠妈妈一个人，要如何供养我们姐弟三人上大学。我当时不愿继续上学的主要原因，就是心疼妈妈一个人赚钱实在太辛苦，想尽自己的能力跟妈妈一起撑起这个家的重担。

当时妈妈盖这栋房子时，完全没有想到这栋房子不仅缓解了爸爸离开我们后因之前做生意欠下十几万元债务的问题，而且 2013 年因为要在这里修地铁，房子被拆之后，政府补偿了我们四套楼房。这就是我的妈妈，用自己辛勤的汗水和坚韧的毅力，为我们创造的财富，让我们一家四口每人都有一套楼房。

这种财富不仅是一套楼房而已，还让我看到了有智慧、有格局、有胸怀的妈妈一直以来默默付出，以及自食其力和坚韧不拔的毅力，这种难能可贵的品质才是值得我们一生学习的。

妈妈经常告诉我们，任何时候都要靠自己的辛勤努力去争取，不要指望任何人。爸爸妈妈什么都可以给你，但是靠别人给你的不是真正属于你的，只有靠自己去努力争取来的，才真正属于自己。

生命的蜕变，在于自己如何去对待面前的每一次挑战。这么多年来，我一直深深地记得妈妈的这些话。在我遇到困难的时候，都会想起妈妈在那些困苦的日子里，是如何坚韧地走过来的，这也是一直鞭策我不断努力前行的动力。

第 18 章
最初的感情总是纯粹的

人们常说，当我们去照耀别人的时候，也被别人照耀着。爸爸就是那个时刻照耀别人的人，而我们就是得益于爸爸无私的爱，时刻被别人照耀着。

尽管我们搬出了承载着我们童年时期许多快乐回忆的大院，但是爸爸依然是这个大家庭的一家之主。因为爷爷离开我们之后，大姑、二叔和小叔年龄还小，都还没到结婚的年龄。尽管我们搬出了大院，但是爸爸妈妈依然要承担家庭所有的重任，一如既往地精心照顾弟弟妹妹们。一直到他们结婚的时候，爸爸就像父亲一样，亲手为他们打点好一切，让他们完全感受不到父爱的缺失，甚至比爷爷想得还周到得体。

爸爸离开之后，这个家突然就失去了凝聚力。记得姐姐结婚后，回门去看望二叔二婶。二婶看到姐姐结婚后回来看望他们，特别高兴。当时二叔家的条件特别艰苦，二婶居然到邻居家去借了 200 元当作给姐姐的回门礼。姐姐知道二婶家特别困难，说什么都不要，二婶生气地说："我再困难，这个礼节是一定要有的，你不要这个钱就不要再来我家。"

姐姐尽管心里很心疼二叔二婶，但为了不让二婶生气，以免她错以为我们是因为嫌她穷才不要这200元钱的，就只好收下了。小叔因为是在炼油厂上班，因此相对于我们全家，家里的经济条件是最好的。出于礼数，姐姐还要去小叔家拜访，结果小叔家一分钱都没给。他们可能完全忘记了，他们的婚礼都是爸爸妈妈像自家孩子娶媳妇一样，一手给他们操办的。倒不是我们看重那200元钱，也不是想要他们如何回报我们，而是让我们意识到，在爸爸离开后，真的要重新审视我们之间的关系了。

原来其乐融融的大家庭场景消失得无影无踪，再加上当时爸爸做生意赔了十几万元，生病治疗也需要很多钱来支撑。爸爸离开之后，原来生活在大院那个相亲相爱的一家人，除了我大姑姑和大姑父，还有我二叔二婶外，其他人突然之间似乎像躲避瘟疫般，想远离一贫如洗的我们。

还有让我们印象最深刻的一件事，就是有一次家里做饭没有煤气了，妈妈卖菜特别忙，没时间去罐煤气。正好是周末，妈妈就让弟弟找小叔帮忙去罐煤气。那时的农村没有通天然气，需要自己拿着煤气罐去罐煤气。小叔当时是在中国石油兰州石化公司上班，他去罐煤气有内部福利。比如我们去罐煤气需要60元一罐，而小叔去罐煤气只需要30元一罐。

爸爸去世后，小叔从没有来过我们家，也从来没有主动问过我们有没有什么需要帮忙的，我们也从来没有去麻烦过他们。当时妈妈的想法很单纯，想着小叔是自家人，只是想借用小叔的优惠，这样能省30元钱，并不是不给小叔帮我们罐煤气的钱。可是小叔一家不但一口回绝，而且还说了很多难听的话。那时弟弟还小，自行车都不会骑，只能把煤气罐绑在自行车上推着去。他们不但没有想到去帮弟弟一把，反而连陌生人都不如，对弟弟出言不逊。

这件事情伤到了弟弟的心，也让我们全家看到了世态炎凉。小叔在爸爸生病时，曾口口声声说要好好照顾我们姐弟。当时爸爸还感慨万千，感觉自己没有白心疼他们，能够让自己的妻儿有个照应，心里总归是欣慰很多。

没想到爸爸离开不久，小叔一家就把我们视同路人。更何况，他们家里有如今优越的生活条件，还不都是得益于小叔的这份工作，这还是爸爸牺牲了自己获得这个难得的“金饭碗”的机会，无私地让给了小叔。我们从来没想过让小叔感激我们，仅仅是想让他帮个小忙而已，没想到会是这样的结果。

当时我和姐姐都已经出外上大学，家里只剩妈妈和弟弟孤苦伶仃的两个人。弟弟都跟小叔说了，我们仅仅是想要节省30元而已，并不是不给他钱，可结果简直颠覆了我们的认知。

从此，弟弟再也没有去过小叔家，无论我们遇到什么困难，都不会再去求助他们。但是妈妈还是比较顾全大局，或者说非常有格局，当时我们都说以后再也不会去小叔家了，哪怕过年也不去给他们拜年了。人年纪大了，身体多多少少都会出现问题。听弟弟说，有一次小叔生病住院，妈妈让弟弟去医院看望小叔，弟弟说什么都不去，说自己再也不会跟他们家有任何来往。可是妈妈说：“过去的事情就让它过去吧，你毕竟是晚辈，应该去看看你小叔，他做事可以不讲情理，咱们还是要讲礼节，该去看的时候是要去看看的。”弟弟说，这件事让他更加钦佩妈妈的宽容和为人处世了。

爸爸妈妈对待弟弟妹妹就像对待自己的孩子一样，这也深深地影响着大姑。大姑经常对我们说，爸爸虽然只比她大十一岁，却一直就像爸爸一样，对他们无微不至地照顾和关怀，根本无法用语言来表达。大姑说爸爸一直让她非常敬佩，爸爸那深厚的爱影响着她的一生。

很多事情，我因为小不懂事，也都记得不是很清楚。可是，爸爸为家里每一个成员倾尽全力做的每一件事，大姑都印象深刻。这个大家庭在爸爸的带领下，那份最初的感情还是非常纯粹的，大姑也非常懂得感恩，从小到大对我们全家人都非常好，也是尽己所能地保持着那份纯粹的感情，我们一直相互扶持和帮助着走到今天。

我们人生中认真走的每一步，都会在未来精彩地呈现给我们。爸爸妈妈用自己的实际行动，给我们上着一堂堂生动的人生哲理课。我们要向比自己优秀的人学习，而不是跟比自己差的人去比较。不论外人如何对待我们，我们只需心向阳光，用爱去温暖和照亮身边的人。

第19章
第一次与死神擦肩而过是意外

成年人的世界，即使一帆风顺，也依然会有艰辛，会有疲惫不堪的时候。每个人释放压力的方式不同，而我在累了、倦了的时候，就喜欢一个人静静地沉浸在过往的回忆中。过往承载着我们许多快乐的记忆，当然也有惊心动魄的意外。

一个大家庭最大的好处，就是大大小小的孩子特别多。我们家就是姐弟三人，本来就已经挺热闹了，然后爸爸家族里还有二叔、小叔和大姑、小姑家的孩子。我们还经常去外婆家玩，那边还有舅舅和小姨家的孩子。孩子特别多，乐趣自然也会很多。

特别明显的，就是看电视的时候，你要看这个，他要看那个，不论怎样，那么多的孩子自然是众口难调的。只要是看电视就没个消停的时候，尤其是弟弟，因为他最小嘛，我们都宠着他，只要是他想看的，就会把遥控器拿在自己手里，谁也别想换台。尽管大家你抢我夺的，却也是非常开心，或许这个争抢的过程也是一种不一样的乐趣吧。

记得还有一件特别好玩的事情，上小学的时候，爸爸妈妈因为早上天不亮就去批发蔬菜了。所以每天早上，都是我们姐弟三人自己起床，吃完饭后一起去上学。那时我们姐弟三人都还很小，当时是睡在一张床上，方便晚上相互照应。

那天，我们起床的时候天还没亮，急急忙忙地穿上衣服和鞋子，吃完早饭就一起去上学了。到了学校弟弟才发现，他的鞋怎么一大一小，仔细一看，原来他穿了一只自己的鞋，一只姐姐的鞋。那时，姐姐已经去上课了，还好我们穿的都是一样的球鞋，如果不仔细看，不太容易被发现。我们在那儿乐了半天，一直到现在，每次回想起来都特别开心，因为这是属于我们的美好回忆。

童年的欢乐来得太简单，尤其是不上课的日子，整天都在外面跑着玩。不像现在的孩子，除了上课之外，大多数时间都奉献给了手机和电脑。

我们那个时候，哪怕就在院子里互相追赶着捉迷藏，都能开心地玩大半天，当然也会有很多隐患和危险。假期我和弟弟经常去外婆家，因为外婆在年轻的时候就落下了眼疾，几乎看不清东西，后来双目失明，所以只要有空，我们就会去看望外婆。我记得小学二三年级的时候，发生了一次让我们印象特别深刻的意外。

外婆家也是在农村，那时每家都有农田。如果把农田打理得好一点，不仅能供应全家的粮食、蔬菜，还能有些额外的收入。外婆家农田的边上有个水渠，水渠旁边专门修建了一个水房，从水房出来就是一条路。

我记得那次是弟弟和小姨家的表弟先出门了，我后面就紧跟着想去找他们，结果出来就看不到他们的人影了，也不知道他们往哪走了，我朝着水房那边走，想去找他们。结果没想到，表弟和弟弟故意躲在水房的后面，等我走近的时候，他们突然从房子后面蹿出来，可把我吓惨了，吓得尖叫声还没落下，就被突然飞奔过来的一辆三轮车撞倒在地。

当时，骑三轮车的人怎么也没想到我会突然倒退。我被吓得惊魂失魄，当然也没看到身后的三轮车。当我被撞倒在地的瞬间，大脑一片空白，仿佛真的就是与死神擦肩而过。一切来得太突然，没有给在场的人反应的时间。

三轮车车主、表弟和弟弟也都被这突如其来的一幕吓得不轻，赶紧跑过来扶起我。还好撞得不是很严重，只是感觉腿特别疼，可能是扭伤了腿。尽管当时被吓得不轻，腿也特别疼，几乎不能走路，可是，当我看到弟弟和表弟紧张的表情，知道他们是那么关心我，心里感到很安慰，因为被关心呵护的感觉真的很温暖。

亲情就是这样纯粹，看似我们平时没大没小的，天天打打闹闹，可是真的遇到问题了，不论大小事情，大家都会发自内心地彼此牵挂和照应。这样的一次意外经历，反而让我们的感情更深了，一家人也更加有凝聚力。所以，我们总是有美好的童年记忆。

爸爸妈妈平时除了关注我们吃饱穿暖之外，最牵挂的就是我们的人身安全了。所以，时常会提醒我们出门注意安全。当我们听到爸爸妈妈类似于这样的提醒时，通常会很认真地答应，可是玩开心的时候，就什么都忘了。

其实，有时听得多了，甚至还会嫌他们太唠叨。可是，当意外发生时，除了要忍受疼痛折磨之外，也会内疚自己为什么就没有记住爸爸妈妈的话，怎么就不知道注意安全呢？尤其是男孩和女孩喜欢玩的游戏不同，男孩要更加调皮一些，也更喜欢一些惊险刺激的游戏。我想，这次意外，应该也会让表弟和弟弟吸取教训，玩这样的游戏时，起码会记得不要在有来往车辆的路边玩，从而增强自我保护的意识。

生活就是一个大课堂，随时都会给我们上一堂严肃的课。所以，遇到意外并不可怕，可怕的是一味地去抱怨命运不公，抱怨自己运气不佳，让自己成为一个怨天尤人的可怜虫，等着别人来怜悯和关心自己，那样就太悲哀了。

通常在一帆风顺的时候，我们看到的都是自己的优势和长处，而忽略了自己的短板。只有在遇到挫折和意外的时候，才会去审视自己哪里做得不够好，或者有什么地方需要提升。这一次意外，是一种成长，更是一次难忘的经历。所以，此时最需要的是转换思维，从另外一个角度去思考，意外其实也是助于我们成长的一种方式。

第 20 章
年少时的梦总让人念念不忘

我有第一个梦想，是上小学一年级的时候。

也是因为这个梦想，我时常会去回忆年少时，那简单而又纯粹的校园时光，怀念那个一直萦绕在我耳边，温暖了我整个童年的声音。

那是一个刚刚大学毕业，就分配到我们学校的年轻老师，她有着顺滑的披肩长发，从两侧很自然地向上编着小辫。一颦一笑间，让她的美丽更加深入人心，似乎已经符合了一个小女孩对美的所有渴望。

很幸运的是，我第一次见到就很喜欢的这个年轻漂亮的老师，居然分配到我们班教语文。

之前经常被老师和同学嘲笑我的脖子像车轱辘，但是语文老师把我叫到办公室，并没有劈头盖脸地批评我一通，而是非常地关心我，并且轻声细语地问道："你知道同学们都说你的脖子像车轱辘吗？"

我本能地怕再一次被嘲讽，胆怯地点了点头。

善良的语文老师完全没有嘲讽的语气，而是非常关切地问我："你已经长大了，为什么不注意个人卫生呢？你的脖子这么脏，家里没有大人照顾你吗？"

听到老师这么轻柔、有耐心的声音，我那纯真而又活泼的天性立刻被激发，大大方方地对老师说："有啊，可是我爸爸妈妈太忙了，他们都没有时间照顾我们。"

"你已经是大姑娘了，能不能答应我，今天回去自己把脖子洗干净，做一个讲卫生、漂漂亮亮的小姑娘，好吗?"

老师轻柔的声音和真切的眼神，实在太温暖，我开心地笑着，拼命地点头，内心的感受很复杂，有害羞、有感动、有开心，更多的是点燃了一个女孩的教师梦。

年少的我，很多事情并不是不会做，也不是做不好，只是缺乏正确的引导方式，这和成长的家庭环境，以及父母的教育有着很大的关系。

尤其农村家庭条件受限，太多家庭都存在家庭教育缺失的问题。在这样的环境下，更加体现学校老师素质的重要性。所以我希望自己成为一名称职的好老师，能够帮助学生建立自信，帮助他们心向阳光地健康成长。

因为家里贫穷，我一直都是被嘲笑和冷落的，从来没有一个老师能够这样温柔而有耐心地关心我，这种被重视、被温暖的感觉，一直珍藏在我的内心深处。

我当时心里就立志，以后一定要成为像语文老师这样温柔、善良而又知性、称职的老师，去关心和照顾好每一个学生。

爱是沟通的桥梁，让学生感知到老师发自内心的爱，才能走入学生的内心世界，才能调动学生的主观能动性，才会让学生主动朝着自己的目标去积极学习。

只有自己亲身经历了被嘲讽，处于那种自卑、完全没有自我价值感的处境时，才会懂得完全看不到自己的优点时，内心的那种无助。

所以，是我的语文老师让我重新变得坚强，变得能够勇敢地面对生活中的困难。是这种无形的力量让我逐渐有了自信，内心变得强大起来，身边负面的声音也不再那么容易能够伤害到我了。

或许有些时候，我们会认为梦想遥不可及。可是如果连梦想都没有，那就更加没有实现梦想的可能了。

只有心中有梦，才会有实现梦想的勇气和动力。我就是怀揣着这个梦想，耳边萦绕着老师温柔而又充满力量的声音，作为前行的动力。在每一次学习的时候，尤其是遇到困难时，我才能够全力以赴。

如果说，我的父母给了我珍贵的生命，是我成长的启蒙老师。那么我的语文老师，就是给了我梦想的钥匙，是我梦想成为一名教师的启蒙老师。

怀揣梦想不在于早晚，不论在什么年龄段，都要善于发现，能够给予自己成长力量的那个人。或许能够激发自己梦想的那个人，仅仅是一个小小的举动，或者是一句温暖的话语，就能够点燃你的梦想。

当我实现了我儿时的教师梦，真的成为一名讲师的时候，我最想感谢的就是我的语文老师。

我只想告诉她，如果不是受她的影响，或许我会有另外一种人生，也就不会有今天的我，是她帮我绘制了未来的蓝图。

所以在那次经历火灾，回到妈妈身边休养身体时，我专程去探望了我的语文老师。我告诉她，我之所以现在能够成为一名讲师，就是当初她帮我种下了梦想的种子。

一直以来兢兢业业、脚踏实地坚守教师岗位的语文老师，很快就要退休了。听我这么说，她非常惊讶，因为她并没有意识到，自己一个小小的善举，对于一个内心缺乏爱和关注的孩子来说是多么重要。

虽然我从小学起就是少先队员、学习委员、中队长，但有了语文老师的鼓励和关注，我对学习更加充满信心，从那以后，我变得格外努力，在学习这件事情上就像开挂一样，经常斩获各种奖项，这种状态也一直持续到高中、大学、职场。

包括我在现在的团队中也是一样，一路走来收获了各种奖项，我家里的奖状、奖杯、奖牌数不胜数。这一切的成就都是因为我始终牢记着语文老师的教导。

可见，相对于学习成绩，能够让学生拥有健康的心灵以及充满阳光的学习状态，才是更为重要的。

语文老师的一言一行，给了我顽强的信念和坚定的力量，语文老师就是那个激发我梦想的人。

虽然当时并不知道自己的梦想到底何时才能实现，但是我有方向、有动力，就会朝着这个方向去不断突破和努力。

当然，在梦想实现时，我还有更深远的梦想，就是不断地学习和提升自己的能力，以更好的状态，尽自己最大的努力去帮助那些像我当年一样，需要被支持和点亮的生命。

第21章
第二次与死神擦肩而过是偶然

有时候，真希望自己能够像大海里自由的鱼儿一样，开心的时候，可以自由自在地在大海里遨游，可以在海面上自由跳跃、嬉戏，也可以浮在海面懒洋洋地晒太阳。

当然，鱼儿也会有不开心的时候，此时可以选择沉入海底，也可以默默地钻进珊瑚礁里躲个清闲。没有任何束缚，也不用小心维系身边的各种关系。

自由的鱼儿也会遇到不可抗拒的因素，比如时常会被海浪高高地抛向空中，还会被大风吹上岸，搁浅在沙滩上。

而我就是那条偶尔会被搁浅在沙滩上，然后一次次地拼尽全力回到大海的鱼儿。

意外总是在你没有任何心理准备的时候发生，所以称之为意外。人们通常会用一波三折来形容一件事情的难易程度，可是对于我的人生，一波三折只是个小插曲而已。

即使有了第一次与死神擦肩而过的经历，也不代表我从此就能大难不死必有后福。或许在我的成长历程中，注定要经历更多磨难，才能塑造出今天的我。

我记忆中童年的快乐时光，很多都是在院子里跟姐姐弟弟一起玩的情景。因为爸爸妈妈常年处于忙碌状态，所以通常都是我们姐弟仨放学后，回到家写完作业就在院子

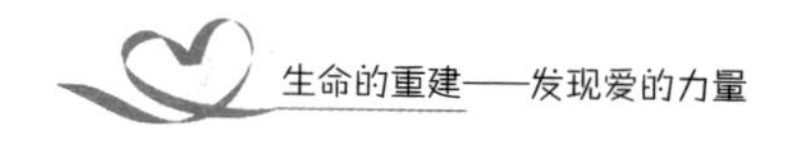

里玩。

如果没有意外，这样的童年是不是会黯然失色呢？之所以会有这样的疑问，也是因为总有太多不可预知的意外发生。

我七八岁的时候，和弟弟在爸爸妈妈刚建好的新房子的院子里玩。当时应该是夏天，弟弟总喜欢拿着烧火炉夹煤球用的火钳子玩，这或许就是男孩和女孩的区别吧。

烧煤球、生火炉子、烤土豆应该是那个时代的记忆。二十世纪七八十年代的农村，家家都靠生火炉子取暖，而火钳子就是用来把煤炭或者煤球放入炉子中的工具，也可以用它处理燃烧过的炉灰。

说到炉灰，我又想起童年里带给我们幸福和快乐的事情——冬天在炉灰中烤土豆吃。刚刚燃烧完的炉灰温度还非常高，我们把土豆放在中间盖起来，然后就在旁边耐心地等待着，直到土豆被烤熟。

这时就更加能够体现出火钳子的威力了：用火钳子把土豆夹出来，顺便拍打拍打上面的炉灰，如果炉灰温度过高，就会把土豆皮烧得焦黑，不过这样的土豆会更香。

接下来我们就围在一起，一人拿起一个滚烫的土豆。即使烫得在手里颠来颠去，也舍不得扔掉，小心翼翼地一点点剥去土豆皮，吃着香甜的土豆，才是最幸福的时刻。现在回想起来，还非常留恋那种无法忘怀的味道。

男孩子大部分都会很喜欢刀枪棍棒之类的玩具，可当时家里根本没有条件买玩具，这或许也是弟弟对火钳子情有独钟的原因吧。

弟弟很乖巧，可毕竟是个男孩，也会有调皮的时候。

记得当时好像是我和弟弟追赶着玩，不知为什么，弟弟突然把手里的火钳子直冲冲地朝我的脸扔了过来，当时我都傻眼了，根本来不及反应，火钳子就已经戳中了我右眼睛上方。

不知是被吓着了还是被火钳子震晕了，眼冒金星的我真觉得世界末日般，昏天黑地。

年幼不知轻重的弟弟，当时可能被满脸是血的我吓呆了。或许他也不会想到火钳子能够戳中我，更没想到会差点戳瞎我的眼睛，还好戳在了眼睛和眉毛之间的位置。如果再往下一点点，我的右眼或许就再也看不到了。

后来，我们和弟弟一起去外婆家。舅舅看到我眼睛上的伤疤，问我是怎么受伤的。我说是弟弟不小心用火钳子戳到的。舅舅一听居然是被火钳子戳到的，就非常严厉地对我说："你为什么不看管好弟弟，让他拿这么危险的东西玩，幸亏眼睛无大碍，这要是把眼睛戳瞎了该怎么办呀！"

听到舅舅这样说我的时候，我的内心是非常委屈的。明明是我受伤了，舅舅为什么还要责备我呢？后来冷静下来之后，我才明白舅舅的良苦用心。

这就是成人和孩子思维模式的区别。我想到的是弟弟不知轻重，不知道这个火钳子会伤人。而舅舅首先想到的是，作为姐姐的我应该知道危险性，所以是我没有看管好弟弟。如果我提前告诉弟弟不能拿这么危险的火钳子当玩具，也就能避免这场意外了。

一直到现在，这个伤疤依然能清晰地看到，所以对于这段记忆，我印象特别深刻。因为每一次看到这个伤疤就会想起当时的情景。我时常在想，当时的我真的是足够坚强，小小年龄就承受了这么多的磨难。

而我也会经常从另一个角度去看待这件事情，因为这毕竟没有伤到眼睛，也算幸运吧。或许这些不可预知的意外，就是来帮助我更好地成长的。有些时候，并不是我们一定要坚强，而是在各种磨难中，逐渐具备了保持坚强的能力和勇气。

一个人承受挫折的程度，决定着能获得多大的成功。遇到困难不可怕，可怕的是不具备面对困难的勇气。

所以，我要感谢这一次次险中求生的经历，让我在挫折中变得更加坚强。我也在每一次的经历中，总结和学习到很多宝贵的经验和积极正向的理念。

我能够获得今天的成就，以及我所拥有的勇气和力量，都是挫折带来的，挫折使我锤炼出了自己的价值。在经历挫折的过程中，只有不断总结，获得宝贵的经验，才能尽自己所能地去实现更大的社会价值，真正成为一个对社会有用的人，并且能够有资本去贡献自己的价值。

只有经过百般锤炼，才会更加珍惜每一个朝着光的方向努力的机会，才能在光的笼罩下呈现闪闪发光的自己，所以过往走过的每一步都算数。

第22章 创业的基因与生俱来

每个人心中都有个童话故事，在你冷不丁地陷入童话中时，现实会毫不留情地把你拉回来，因为我们不能总是生活在童话里。

以现在的视角回望，童年之所以美好，就在于那个时代的我们活得通透而又真实。在那样艰苦的环境下，一家人为了生计而忙忙碌碌，每一天都很真实。

换个角度，如果我从小在优越的环境下被宠爱着长大，或许我也会像很多人一样，随着时光的流逝，奋斗的热情被生活琐事慢慢消磨得无影无踪。但是我却一直能够保持初衷，每天都充满热情，竭尽全力去做好每一件事情，就是因为过惯了苦日子的我，知道一切都来之不易。

正是因为家境贫困，我才有机会在爸爸妈妈努力打拼的背影中，学习到任何时候都不要依赖他人，要靠自己的勤劳和善良，去创造属于自己的幸福。

也正是因为爸爸妈妈的忙碌，没有闲暇时间陪伴我们，我和姐姐弟弟才能从小学会独立自主。我们三人每天相互照顾，一起做饭，一起牵着小手上学放学。放学之后，不是去菜市场帮爸爸妈妈看菜摊，就是一起回家围在一张桌子上写作业，这些情景到现在都历历在目。

我们家里，爸爸妈妈从来没有因为孩子调皮被叫到学校挨批，也没有因为辅导作业而崩溃，我们更没有因为不认真做作业而被训斥打骂。我们姐弟三人的学习从来都没有让爸爸妈妈操心过，是环境让我们懂得，这来之不易的学习机会是靠父母不辞辛苦赚钱换来的。

当别人家的父母在担心孩子到了放学时间，为什么还没有回到家的时候，我们却在一边写作业一边想着，爸爸妈妈在外面累了一天，一定又累又饿，我们要赶紧写完作业做饭，这样爸爸妈妈收摊回来就能第一时间吃上热乎乎的饭菜。是环境让我们懂得了什么是责任和担当，小小年纪就懂得帮助爸爸妈妈承担家里的重担。

当别人家的爸爸妈妈都在校门口，焦急地等着接他们的孩子放学的时候，我们会担心爸爸妈妈在外面有没有被冻着，有没有被雨淋着，天都黑了，爸爸妈妈怎么还没回来……也是环境，让我们从小就懂得去关心含辛茹苦的爸爸妈妈。

所以，成功与环境、天赋和努力有着不可分割的关系。爸爸妈妈给了我们健康的身体和聪慧的大脑，并且用实际行动告诉我们，只有脚踏实地地努力才能脚踏实地地获得属于自己的成功。

我们现在所说的创业，在那个时候称作小买卖，或者叫作生意。那个年代，能够从商的人都被认为非常有经营头脑，也就是我们现在说的天赋。

爸爸妈妈为了让我们拥有更好的生活，从零到有的创业经历，让我从小耳濡目染。

我刚会走路就开始陪伴妈妈一起奔波于菜市场和家之

间，所以我小小年纪就已经具备经商头脑，帮妈妈卖菜时，我都是用口算的，菜刚一称好，我的小脑瓜就像计算机一样，瞬间就已经跳出了数字。

记忆中小时候那个偌大的菜市场，我家生意总是最好的，那是因为妈妈的信誉好、人缘好。我家的菜也是摆放得最整齐的，那就是我的功劳了。因为我做事认真细致，每一种菜都一定要摆放得整整齐齐，妈妈时常夸我摆放的菜跟我人一样利落。

我成了菜市场里的“百灵鸟”，每天都开开心心地给来买菜的叔叔阿姨唱在学校刚学会的歌曲。当然，我也是他们口中那个伶牙俐齿的小姑娘，天天活跃在菜市场来来往往的人群中。我不仅会唱歌，还能把来买菜的叔叔阿姨逗得开开心心，有时即使因为信口开河说错话，来买菜的叔叔阿姨们也会认为我错得很可爱。

第一次体现我比较擅长发现商机、具备创业天赋，是在我高中的时候。每到寒暑假，别人都结伴出去游玩，或者在家刻苦学习，我总会想要帮爸爸妈妈分担一些压力。

于是，我会去批发一些小女生非常喜欢的头饰等小饰品，还有一些实用的日常用品，拿到村里去摆摊售卖。或许就是小时候跟随爸爸妈妈卖菜的经历，让我感受到不依靠任何人，靠自己的努力去赚钱是值得骄傲的事情。

这种信念让我不会因为家庭贫困而自卑，也不会因为胆怯而退缩，我会大大方方地用自己的方式，去赢取属于我的自尊。

人生有很多的不愉快，是因为我们总是去假设我们生活在一个完美的世界。或许你会埋怨为什么出门总会遇到大雨，或者抱怨同事不够通情达理，或者总是希望自己拥有苗条的身材、多金的男友。稍有不如意，就埋怨命运不公，却忽略了这些不如意都是来成全我们成为更好的自己。

胆大心细不怯场，越是人多的场合越兴奋，是我现在的状态，这可以说是天赋，更多的是源于我那并不完美的成长环境，当然不能缺少的还有后天的努力和刻意练习。

人们常说，上帝为你关上一扇门，会同时为你打开一扇窗。尽管我生来就被贴上了贫穷的标签，但是我的爸爸妈妈靠着自己的勤劳，不仅撬开了财富之门，还无形中为我插上了创富的翅膀。

尽管这娇嫩的翅膀，在一次次的风吹雨打中，不断受伤，却也能够在每一次伤痛之后，带着爸爸妈妈坚定不移的信念和持之以恒的耐力，逐渐变得坚韧而又充满力量。当我感到疲惫想要退缩的时候，就会想起妈妈那双布满老茧的双手和写满沧桑的面孔，这会让我再一次升起内心坚韧的信念。

或许这就是妈妈给予我的财富。在每一次遇到感觉无法逾越的困难时，勤劳朴实的妈妈逆风而行的一生总是会出现在我的脑海中，这让我更加坚定地相信，命运给我一次又一次的磨难，就是想让我拥有更多成长的机会，让我用属于我的方式去活出不一样的精彩人生。

第23章

第三次与死神擦肩而过是考验

我时常问自己，到底什么是永远。

这个看似没有答案的答案，其实一直在我内心深处。

对爸爸妈妈的爱，永远是我内心最深处的牵挂。尽管爸爸不在身边，但我依然相信，无论何时何地，爸爸永远都会在遥远的星空守候着我。

这不是童话，也不是梦境，因为我知道自己不能始终活在童话里。生活难免会有遗憾，也会有不同的困惑，似乎还时不时地会有一些意外出现，这才是生活的常态。

不同的是，这一次意外，是和我的爸爸一起。

大概在我十六岁那年的春节，应该是新年的初九，妈妈去了外婆家晚上没有回来。因为我记得，大姑之前就已经跟我们约好，初九要一起出去拜年，所以那天应该是初九。

农村的新年和城市最大的区别，就是非常有人情味，有烟火气。家家户户串门拜年、走亲访友，很是热闹。当然，也是孩子们最开心的时候，因为只有新年才有机会穿新衣服，也只有在新年才有很多好吃的、好玩的。最开心的就是大年三十晚上放鞭炮。大年三十，也因此成为孩子们一年中最盼望的日子。

可是，这个新年对于我家来说却是一场突如其来的劫难。

初九早上，大姑来我家准备叫上我们一起出门去拜年，进屋一看爸爸还没起床。我们还以为爸爸是因为前一天晚上喝酒了，到现在还没睡醒。可是怎么喊爸爸都喊不醒，爸爸似乎已经浑身瘫软，连睁开眼睛的力气都没有。

这时，还是大姑比较有经验，再加上刚从外面进屋，立刻闻到屋子里有很重的煤烟味，赶紧打开门和窗户，说我爸爸应该是煤气中毒了。大姑说完立刻打了“120”，听大姑这么一说，我也感觉头很晕。

当时的我已经顾不上头晕，赶紧跟大姑一起把爸爸抬到院子里去，因为院子里的空气要好很多。然后又打电话，叫妈妈赶紧去医院等着，说爸爸煤气中毒了，要送去医院抢救。

那时我们说的煤气中毒，指的是煤炭燃烧不充分的一氧化碳中毒。现在的煤气指的是我们做饭用的液化石油气，或者是天然气。因为现在几乎没有人烧煤取暖了。

那个时代的农村，冬天都是靠烧煤的铁炉子取暖，如果炉子没有盖好，或者炉子通风不好，在煤炭燃烧不充分的情况下，就会产生一氧化碳，一旦吸入大量的一氧化碳，就会因为缺氧而直接伤害到中枢神经系统。

爸爸当时就是很严重的一氧化碳中毒症状，浑身瘫软无力，意识都不清醒了，已经处于严重的昏迷状态。爸爸因为喝了酒，症状较为严重，我的症状相对轻一点，只是头晕恶心。我当时已经完全顾不上自己的感受了，看到爸爸的样子已经吓得不知所措，幸好有大姑帮着送爸爸去医院。

还好及时送到医院抢救，爸爸终于脱离了生命危险。在医院治疗了一天，医生就建议爸爸出院回家继续恢复，这时全家人才松了一口气。

正在我们庆幸这次意外有惊无险时，爸爸的状态却越来越差，甚至意识都有些模糊。因为吸入了过量的一氧化碳，而直接导致中枢神经系统严重损伤，导致感染而引起并发症，所以爸爸再次回到医院治疗了两个星期。

尽管爸爸已经康复出院，但有明显的后遗症，已经影响到了大脑反应和记忆。刚出院不久，爸爸到菜市场卖菜的时候，明显感觉到反应迟钝，甚至都已经不太会算账了。

在这之前，爸爸对数字非常敏感，算账特别快，菜刚一称好，就立刻能算出来一共多少钱，根本用不着计算器。可是这次是真的伤到了大脑，后来过了很长一段时间才慢慢恢复。爸爸的身体也因为这次意外，越来越不好。

这一次，爸爸真的是在死亡线上挣扎着夺回了生命。也幸亏大姑来得及时，不然后果真是不敢想象。或许再晚一会，爸爸当时就已经离开我们，也不会再有今天的我。

人生就是这样，生活越是艰辛，越是在用不同的方式考验着我们。冥冥之中似乎总有一个声音在告诉我：别怕，这一切都是为了成就你而来。

一次次的意外，让我意识到我们的韧性并不是一成不变的，我们所能够达到的韧性高度也不是没有限定的。而我生长在一个能够培养心理韧性的环境中。

每一次的意外，都如同人生历程中的一次考试，在考验我面对不同遭遇的困境时，如何去应对，如何在挫折中积极去思考和处理问题，因为每一次的经历，我都会吸取很多经验。

现在的家庭教育提倡抗挫力训练。因为人如果没有经历过挫折，在遇到困难时，首先在心理上就很难接受和面对，会不知所措，会感到很无助，不知如何是好。甚至会因此而失去自信，放弃尝试和努力的机会而自暴自弃。

我应该庆幸，已经不需要为了提升抗挫能力而去刻意学习和训练。每一次的经历都是在引导我去提升自己的韧性，也更加珍惜眼前的一切，去追寻生活的真正价值和意义。因为我很清楚，决定一个人能力和价值的，并不是出生。

我时常会在疲惫不堪时对自己说：亲爱的，现在的你或许会感到很辛苦，可是只要你竭尽全力，未来呈现在你面前的会是鲜花朵朵开，一定会滋养你的心灵。

第24章
外婆是年少时的精神寄托

外婆是年少时的精神寄托，每当想起外婆，我的内心就会无比柔软。

因为爸爸妈妈非常忙碌，勤劳朴实、善良而又温和的外婆承担起了照看我这个刚出生的小婴儿的重任。慈爱的外婆虽然双目失明，但却非常细致地照顾我，一直到会走路的时候，我才回到父母身边。

妈妈说，外婆年轻时因为生孩子落下了眼疾，虽然做了手术，但没能完全治好，看东西依然是模糊不清。到了五十多岁的时候，因为视网膜脱落，医生说只能保守治疗，也没有什么更好的办法，外婆从此就完全失明了。

外婆虽然看不见，但是眼盲心明，做事情非常有数，也从来没听到外婆因为眼睛看不见而抱怨什么。在我印象中，外婆传递给我的只有温暖和关爱。

外婆虽然没读过书，但非常懂得赏识教育，经常会夸我懂事、孝顺、勤快、有礼貌……外婆越是这样夸我，我就越发有动力想要做得更好，当时心里想着，为了外婆我也要更加孝顺、更加懂事、更加勤快、更加有礼貌，让外婆为我骄傲。

外婆虽然没文化，但是我心目中的外婆却是睿智的。

或许人生阅历就是最好的老师，外婆会用她自己的智慧，心态平和地看待世间的悲欢离合。

外婆虽然是个普通的农村妇女，在帮妈妈决定终身大事的时候，却有着大智慧。当时妈妈完全可以选择家境富裕的人家，可是外婆却认为相对于家境是否富裕，人品更加重要。

用外婆的话说，如果自己不知道努力，没上进心，家里再有钱也会坐吃山空。所以，当妈妈最终选择了家境贫穷的爸爸时，外婆非常支持妈妈。因为外婆看得出爸爸的善良、勤奋、努力、有担当，值得妈妈托付终身。

爸爸也用实际行动证明外婆没有看错人。爸爸不但吃苦耐劳，还细致入微地照顾家里的每一个成员。善良的爸爸只要一有时间，就会去外婆家看看有没有什么能够帮上忙的。外婆慢慢地也因此非常依赖爸爸，有任何事，第一时间就想到爸爸，爸爸也从来都是有求必应。

尤其是子女们成家立业后，都不在外婆身边。他们也开始嫌弃外婆岁数大了，眼睛看不见，事情太多，还整天唠唠叨叨，所以都很少回去看望外婆。爸爸妈妈却非常孝顺，不但经常回去看望外婆，而且每次爸爸都会非常耐心地陪外婆说说话，做外婆最忠实的倾听者。

不幸的是，爸爸先于外婆离开了这个世界。没能陪伴外婆到最后，是爸爸内心的遗憾，因为善良的外婆一直是爸爸最深的牵挂。直到爸爸知道自己快走到生命尽头的时候，还在嘱咐妈妈和我们姐弟三人，说外婆岁数大了，也很希望身边能有人陪伴，让我们一定要经常回去看望外婆。

我自己也说不清，是因为从小外婆对我疼爱有加，还

是受到孝顺的爸爸妈妈的影响，我对外婆一直是格外牵挂，仿佛心连着心。

大学的一次寒假，我放假回家，路上奔波了一天特别疲惫，到家天都快黑了。一学期没见到外婆特别想念，那段时间外婆身体又不太好，一路上都惦记着住在医院的外婆。到家之后就跟妈妈说，我特别想外婆，想去医院看看她。妈妈说累了一天了，先休息一晚上，明天再去也不晚。

可是冥冥之中似乎有一种力量支撑着我疲惫的身体，一定要马上就去医院。我对妈妈说：外婆都这么大岁数了，万一明天早上见不着了怎么办？妈妈拗不过我的坚持，我们就一起去了医院。外婆听到我的声音也特别开心，感觉都精神了很多。

整个晚上我都睡在外婆身边，一刻不离地陪着她。没想到的是，那天晚上外婆的病突然就严重了。我一直搂着外婆，问外婆喝不喝水，外婆也不说话，意识已经不清醒了。

到早上七八点的时候，我大舅来了，看到外婆的样子，说外婆好像不行了，让我们准备后事。当时外婆还在输着液，我一直紧紧地把外婆搂在怀里，我不相信外婆就这样要离开了。因为我一直握着外婆正在输液的手，外婆的手还是热的。

可就是这双布满皱纹曾经无数次牵过我的手，渐渐没了温热，那一刻，我知道外婆是真正离开了我们，她就这样在我的怀里去了天堂，我坚信是天堂。外婆走的那天本不是下雪的季节，但是却下起了大雪，外婆在我怀里咽下最后一口气的时候，妈妈正在外面扫雪，我跟妈妈就相隔一扇窗，但我却不知道怎么开口告诉她“外婆走了”，只觉得凄凉，悲伤已经占据了我整个身体。

我一直觉得这场大雪是上天对外婆的不舍，也是她留给我们的印记。妈妈进屋了，看到外婆离开，她强忍住泪水，因为我们那里有风俗，老人走后不能流泪，尤其不能流在老人身上，但我很不争气，眼泪根本止不住，妈妈还生气地说了我一句，我知道，她是在强忍内心的悲痛。

虽然我非常难过，完全不能接受外婆就这样离开我们，但是我当时的心情和爸爸离开我们时的心情完全不同。因为外婆离开时，躺在我怀里的样子很安详，嘴角还带着微笑。

而爸爸走的时候，很痛苦。不仅我们痛苦，爸爸内心更是痛苦万分，因为我们都还未成年，并且家里还欠着债。爸爸是带着牵挂和遗憾离开的。

我的遗憾，是爸爸没能看到我靠自己的努力，获得今天的成就。爸爸劳苦一生，也没享过一天福。但是，在内心深处我始终相信，爸爸会一直在遥远的星空守护着我，我多么希望爸爸能够看到我今天的成就，并感到欣慰。

从外婆离开的那一刻，直到今天，我也始终感觉外婆一直守候在我身边，从未离开过。

我想，外婆或许会因为能够在最后时刻等到我回来而感到欣慰吧。起码外婆走的时候，我们的家庭条件已经好了很多，而且我们也都已经上了大学，外婆是带着欣慰的笑容离开的。

我耳边时常会响起外婆轻柔的歌声，小时候每当我听到外婆的歌声，内心都会非常平静。从我出生到上大学，外婆一直都是我内心深处最温暖的记忆，是外婆让我懂得正面鼓励和赞美对于一个人来说，有多重要。

外婆也经常说，人只要善良，所有的好运都会因你而来。因为外婆这句话，原本在我内心种下的善良种子更加茁壮成长，让我在任何时候，都会去为身边的人着想，会尽我的努力去关爱和温暖身边的人。

外婆的离开，也让我意识到，应该多陪伴我的妈妈，给妈妈更多的关心和理解，多倾听妈妈内心的声音，做妈妈最温暖的小棉袄。

第四部分

星星也会有藏起来的时候

第25章
日记藏着年少的秘密

那个以梦为马、无惧将来的少年时期，有多少人宁愿把秘密藏在日记中，也不愿跟身边的人分享？从小就非常喜欢文字的我，在那个认为有大把的时光可以任意挥霍的年纪，总喜欢在日记中书写我的少年时光。

大概初中时，我就开始有了自己的小秘密。当然，也有那些被定义为早恋的故事，藏在我的日记中。

初中时的我们正值最美好的花季，当然也就开始有了青春期的烦恼。因为这时的我们有了自己的审美，有着对美好的各种憧憬和期待，而且还有心仪的男生或者女生。

我们会情不自禁地，对努力上进而又美好的人心生向往，也会像每天期待冉冉升起的太阳般，盼望着每天上学都能见到心仪的人。

应该是我上初二的时候，班里就开始有男女同学之间互传纸条说悄悄话的现象。而我也曾做过飞鸽传书的信使。

当时班里转来一个男生，学习非常好，各方面都很优秀。这也可以算是第一个让我心动的男生吧。

当然，我也仅仅是在心里暗自喜欢而已，并没有想要去表达，最多也就是在日记中写下我这美好的心路历程罢了。

也很庆幸，我没有盲目地表达我的喜欢。因为这个男生喜欢的居然是每天跟我相伴一起上学的好朋友，并且还让我帮他俩传纸条。我居然毫不犹豫地答应了，甚至还很开心能帮他们牵线搭桥。

或许因为他俩对于当时的我来说，是非常重要的两个人，一个是我人生中第一个让我心动的男生，另一个是我无话不谈的闺蜜。

现在想想，那时所谓的喜欢，无非就是一种懵懵懂懂的好感罢了，不然怎么会开开心心地帮自己喜欢的男生去当信使呢？

之所以大多数人对早恋这个话题如此敏感，甚至家长们说到早恋就谈虎色变，主要是因为有些人对于早恋还没有形成正确的认知。

家长们因为孩子早恋而焦头烂额，无非是担心会影响孩子的学习，或者担心孩子掌握不好分寸。因为青春期的孩子确实心智还未成熟，思维模式还处于需要完善的阶段。

事实上，如果父母能够提前对孩子进行正确的情感教育和引导，就能够让孩子通过正确的方式去面对人生中不同阶段的困惑。

如果家长平日里能够跟孩子像朋友一样相处，能够尊重孩子的想法，即使孩子做错了事情，首先想到的也应该是如何去解决问题，然后分析如何避免下一次再出错，而不是一味地责备和训斥，那么孩子在有困惑时，才会第一时间告诉父母。

因为孩子知道父母不但不会训斥他，还会帮助他找到解决方法，这样就不至于在有困惑时而不知所措。

如果家长只要提到早恋就深恶痛绝，孩子就只能想方设法隐瞒，当然也不知道正确的解决方法，最终很有可能一错再错。

只有在父母的正确引导下，孩子才能逐渐具备成熟的思维，才会理性地去思考什么事情该做，什么事情不该做。

虽然青春期的我们，自认为已经拥有了自我管理的能力，一副“我的人生我做主”的劲头，其实真的遇到事情依然会不知所措。如同我和曾经的好朋友，因为一次小小的误会，而成为终身的遗憾。

那天，好像是因为她的作业没有完成，班里的同学拿她这件事情说笑，我当时也随着一起附和了几句。也就是因为这几句话，她再也不愿理我，甚至不愿听我做任何解释。

一直到现在，每次想起这件事，我心里都非常难过。而这件事情在当时让我感觉到，没有任何人可以诉说，只能默默地写在日记里。

虽然我会因为这件事情而自责，可是在那种无奈的状态下，我意识到每个人都会有缺点，所以我选择接纳自己的不完美，才不至于因为自责把自己打入深渊。

尽管那时候爸爸妈妈在我心目中，上知天文下知地理，精通人情世故，赚钱、社交无所不能。可是从小就学会自力更生，不娇气也没有玻璃心的我，认为自己还不至于一有事就找妈妈。

可是，谁又不希望在迷茫、内心挣扎时能够有人出手相助呢？而我从小就已经懂得，坚强是我的必需品，不能一味地抱怨。如果有人疼，谁还愿意坚强？

当然，青春的记忆，也不仅限于此。也会对世界有相对准确的认知，知道自己想要的是什么，也知道什么是值得自己去努力争取的。也会因为我喜欢的老师，而努力去学习那门功课。因为我知道，只有清醒的人，才能掌控生活。

就像初一时我们班的英语老师，她有一双似乎会说话的眼睛，总是微笑着对待我们每一个同学，并且非常有耐心地解答我们的问题，所以我很自然地喜欢上了这个老师和她所教的课程。

我每天欢天喜地地期待着英语老师的课程，也会因为喜欢英语老师而非常认真地听讲。因此，在我的日记中，记录着关于英语老师的点点滴滴，这也是我的快乐记忆。

可是这段记忆太短暂——因英语老师要回家生孩子休假而终止。记得英语老师告诉我们她开始休假的那天，同学们都哭着不舍得让她离开。

这让我意识到，人与人之间存在着能量守恒定律，当我们去温暖和照亮身边人的时候，我们给予出去的温暖，通常也会收到同样的回馈。

人这一生中，难免会被大大小小的琐事困扰，也会遇到不计其数的难题，只要我们能够时刻保持清醒，就能够成为掌控生活的主人，而不是被动地接受命运的安排。只要拼尽全力把想做的都尽力做好，就能坦然、微笑着回望来时的路。

我们面对难题的态度，决定着人生的方向。因为每道难题都有很多种解决方案，只要能够打开思维，努力去学习和提升自我，自然会拥有饱满的热情，在自己的人生舞台上尽情地跳跃和奔跑。

第26章
每个人笔下都有真情实感

当你遇到无法改变的事，却又要让自己平静接受时，会选择怎样的方式抚平内心的伤痛呢？

逢人就抱怨，还是默默地压抑在心里？

这些我都尝试过，也都曾经历过。

逢人就抱怨，只会让身边的人认为，我是个充满负能量的人，因而会更加远离我，毕竟没有人能够真正做到感同身受。

于是，我选择默默地压抑在心里。被误解、被打击、被冤枉……都只能自己一个人在黑夜里仰望星空，默默地哭泣。

早上醒来，依然要面带微笑地对待身边的人。长久以往，会因为没有释放情绪的出口而受内伤。

最终我找到了能承载我所有情绪的方式——用文字记录真情实感。

在我的文字世界里，我可以为自己撑起一片天，也可以任由自己的情绪飞扬。在这里，我不用去想着取悦谁，也不用担心会影响谁。

我可以真实地做自己，我会呈现最自然、最坦诚，也最让自己舒服的状态。即使孤独一人，也不会觉得太孤单。

从初中开始养成写日记习惯的我，到现在为止一直没有中断过。这么多年来，记录我心路历程的日记本已经有很大一摞。遗憾的是，那一场突如其来的大火，燃烧了我许多美好的回忆。

原以为，所有的日记都已经被烧毁，没想到有一天在整理资料的时候，意外发现了一本被烧毁了一小部分的日记本。这也是我最心爱的一本日记本，因为里面记录着我对爸爸的思念。

《写给父亲的诗》

小时候，父爱如一艘小船，
载着我满世界游荡，
载着无忧无虑，
载着天真烂漫。
长大后，父爱是一座大山，
担着我在雪海中飘摇，
担着满腹经纶，
担着百家史书。
现如今，父爱如一片雪花，
轻轻地飞落，
最后融在我的心里……
父爱深沉，
沉在长满厚茧的双手中，
沉在不知劳累奔波的双腿中，
沉在他无言的双眸中……
我知道这一生，

无论我的人生坐标有多高，
都高不出那份父爱的高度。
虽然它是无形的，
但我心里有把尺，
因为——父爱是伟大而永恒的。

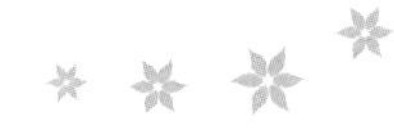

清明节那天是父亲一周年的祭日，希望父亲能够听到女儿的心声。

这是父亲离开我们一周年时，我写给父亲的诗歌。感谢自己能够用这种方式记录如此难忘的回忆瞬间。翻开一页页的日记，如同能够永久回放的电影。为了让回忆能够停留得久一点，我可以选择一帧一帧地慢动作播放。

父亲的离开，送给了我一份很特别的礼物。在每一次书写对父亲的想念时，也激发了我写作的潜力，在父亲两周年祭日那天，我写了一篇思念父亲的散文《献给父亲》，并发表在了报刊上。

《献给父亲》

父爱可以用深沉来表示，
也可以用殷殷关切来表示，
更可以用刻骨铭心来表示。
——题记

在那花香满径、冰雪初融的春天，我望着你，就似隔着一帘清透的瀑布，透过流水，你的脸庞愈加清晰。

在嗅着一望无际的绿野中那一根根小草的味道

时，我想起你，似乎每一根小草都寄予了你生前的淡而不俗，清新自然。

在那静秋的岁月里，我思念你，却找不到和你相同颜色的叶子来安慰自己，任凭狂风刮着满地的枯叶在身边狂舞。

银装素裹的大地，蓝天悠悠，白雪纷飞，童话般的意境，美妙的图景，在我的心灵深处有一根神经在隐隐作痛：父亲，你还好吗？

你如一株参天大树屹立在山间田野，狂风袭来时，你笑声悠然。

你又似一头不辞劳苦的老黄牛，勤劳质朴，默默无闻，把最鲜美的奶汁献给需要它的人。

幽默风趣是你的风格，坚强耿直是你的性格，不屈不挠、奋斗进取是你的人格。你以“海纳百川”的胸怀善待他人，你以“三人行，必有我师”的态度面对生活。

四月的天空，应该蓝得清爽、蓝得自然、蓝得舒心，宁静致远。而我的心里却只有“万里悲秋常作客”的感觉。因为这个季节，你走了。带着那忧郁的蓝色，你走了，走得那么突然，那么仓促。你走得安详，却一点也不安心。

我看着你的眼，幽深凹陷，似有万般无奈和怨悔；掩着你半张的口，似有千句万句话要对我叮嘱，却没有来得及说出口。

你不恋世俗的杂陈，不念少时的欢乐，唯一让你牵肠的，是三双渴望父爱的眼睛。

你默默地走了，最后的抗争也只是以无言而告终。

悲痛的不只是我一个，天空中飘着几朵白云，只有寂寞和难过在它们之间来回穿行。

它们以最原始的方式来表达对你的哀悼——一场淅淅沥沥的小雨，伴着我的泪水从脸上流下。我辨不清哪里是雨水，哪里是泪水。

两年，恍若一日。当我再次抬头，凝望着幽蓝的天空，看着白云飘浮的痕迹，却再也看不到你的音容笑貌，听不到你的谆谆教诲。又是这样的天空，这样的季节，我默默地把对你恒久不变的爱给你。父亲，我的挚爱。

(4 月 4 日是父亲两周年祭日，谨以此文献给父亲。)

因为这篇写给爸爸的散文，我开始爱上了写作，也因为这篇散文在报刊上正式发表，我收到了人生第一笔稿费。尽管只有微不足道的 30 元，却寄托着我对爸爸的所有思念，这也让我更加坚定了对写作的热爱。

这就是人生，也是在考验我，到底要如何面对和书写这份特殊的人生答卷。我可以选择沉沦，一蹶不振，因为认命比起努力拼搏似乎来得更容易。可是爸爸妈妈给予我那份渗透到骨子里的坚韧，让我坚定地认为，任何磨难都是最好的历练，也是为了成就我，让我有能力在下一个路口接受新的挑战。

所有的经历，不论是好是坏，都为我们在书写自己的人生画卷之时，增添了浓墨重彩的一笔，每一笔都为生命赋予了更加坚韧的力量。虽然我们无法选择来时的路，但有能力决定未来的每一步都脚踏实地，在点亮自己的心灯之时，还能坚定不移地照亮未来之路。

谁的人生不曾经历万般曲折？谁又愿意每天一身负能量，让所到之处黯然无光呢？没有一次次的试错，怎会懂得：每一次的曲折，都是在指引我们重新展翅高飞；每一次的创伤，都是在推动我们的思维能力更强大。

第27章
再亲密的人之间也有秘密

你有过在年少时追星的经历吗？你有过在不同的年龄段喜欢不同偶像的经历吗？你有过内心深处的小秘密只愿同一个人分享的经历吗？

我们都是普通人，因为审美各有不同，会喜欢和欣赏不同的偶像。我们喜欢的偶像也会随着年龄的增长而变化。

幸运的是，我的偶像能够与我亲密无间地朝夕相处。更让我感到幸福的是，我还能与我的偶像拥有只属于我俩的小秘密。

没错，自始至终姐姐都是我的偶像。不论在哪个年龄段，在我的眼里，姐姐什么都比我优秀，无论容貌、身高还是学习，尤其是姐姐的好人缘让我望尘莫及。

姐姐比我个高，也比我长得漂亮，气质优雅，关键是情商特别高，身边的人都很喜欢姐姐，所以姐姐和同学相处得特别好，朋友也特别多。

我当然知道，姐姐之所以看起来优雅而又睿智，是因为博学，有丰富的内涵，这让她能够侃侃而谈。

姐姐不仅情商高，智商也特别高，最让我佩服的是，姐姐的逻辑思维和条理性特别强。无论做事还是算账都有条有理的。记得我在深圳做化妆品生意时，姐姐也在兰州跟我一起做化妆品生意。

那时我们每个月、每个季度都要记账和对账，每次姐姐都把进货的账一笔一笔记得清清楚楚。所以，优秀的姐姐方方面面都透着让我仰慕的品质。

姐姐不仅朋友多，还经常跟小姑像闺蜜似地说说悄悄话。因为小姑跟姐姐年纪相仿，所以小时候她俩也像闺蜜一样亲密无间，无话不说。

每次看到姐姐和小姑窃窃私语时，我都特别羡慕，心里想：如果我也有这样亲密无间、无话不说的朋友该有多好啊！

而那时的我内心其实一直都是很自卑的，认为大家都不理解我，所以才会选择用写日记的方式去书写自己的内心世界。

一直以来，姐姐的人缘都特别好，身边总是有很多的朋友。他们会经常邀约姐姐出去玩，姐姐每次都会带着我跟他们一起，每当这时候也是我最开心的时候。开心的同时，也难免会心生羡慕。

当然，这也是仅属于我和姐姐的小秘密，虽然爸爸妈妈和弟弟也都是我们最亲的人，可是有些事情是不能跟所有的人说的。

因为爸爸妈妈毕竟还是老一辈的传统观念，出于对我们的关心和担忧，不赞成我们有太多的男性朋友。在爸爸妈妈的心目中，我们三个孩子都是最好的，所以也对我们寄予厚望。

可是那些男生跟姐姐也只是普通朋友，无非就是大家一起出去玩而已。当然姐姐那么优秀，也有很多男同学追姐姐，可是姐姐从来都是把他们当普通朋友看待，所以才能坦坦荡荡地一直跟他们保持很好的关系。

姐姐的好人缘一直到现在都是如此，身边依然有很多关系特别好的朋友。那时我经历了一场火灾，妈妈、姐姐还有弟弟第一时间赶到深圳，也多亏姐姐联系了她的朋友，才那么顺利又快速地解决了所有后续问题。

记得上学的时候，外地的同学经常会给姐姐寄很多好吃的零食和地方特产，姐姐会把这些好吃的零食和地方特产跟我一起分享。这些都是不能告诉爸爸妈妈的，怕爸爸妈妈误会而增添烦恼，所以这就成了只属于我和姐姐的小秘密。

其实，在家长埋怨孩子总是说谎的时候，作为孩子的我们无非就是不想让他们生气，因而会去编造一些善意的谎言。

可是既然是谎言，一旦说出来，哪怕只有一句，后面就会为了掩饰这句谎言，而说出更多句谎言来为这句谎言遮掩。所以慢慢就会恶性循环，越是担心被爸妈误会，谎言就会越多。

尤其爸爸和妈妈的教育方式不同，爸爸对我们很温和，也会为我们的将来考虑。一向正直善良的妈妈，眼里却是容不得沙子的，她看到问题和解决问题都比较直接，从来不会旁敲侧击地去表达。

或许因为妈妈平时特别忙碌，每天要做的事情太多，自然有时就会比较烦躁。这种时候，如果看到我们有做得不对的地方，或者正好我们惹她生气了，就会立刻大发雷霆。

所以，为了让妈妈少生气，或者说尽量不去惹妈妈生气，自然也就有了属于我们自己的小秘密。包括现在也是这样，知道妈妈性子急，为了避免让妈妈着急上火，我从来都是对妈妈报喜不报忧，不论有什么事情，只要我自己能扛得住，就绝不会让妈妈为我操心。

所以，这也让我明白了沟通方式的重要性，其实在我们意识到问题存在的时候，就已经是在进步了。

这世上大多数人都是平凡人，平凡人都会有缺点。重点不是我们有缺点，而是我们如何去看待自己和对方的不足之处。

彼此之间会产生问题和矛盾是因为我们看待问题的态度和思维模式不同。我们在自己的内心世界里创造了我们眼中的外部世界，所以才会出现每个人看待同一件事情的观点不同的情况。

如果我们都能够以宽容和感恩之心去看待身边的人和事，就会发现，原来我们所处的是个充满爱的世界。我们随时随刻都沐浴在爱中，自然就不需要再为心中的那些所谓的小秘密去苦思冥想地编造谎言了。

第28章
叛逆原来是心中无助

大多数父母总是抱怨孩子到了叛逆期脾气倔，说什么都听不进去。可是他们并不知道孩子为什么叛逆，就像我，虽然知道初中时的自己叛逆，可当时并不知道叛逆的原因到底是什么。

现在回想起来，叛逆大多数时候是源自内心的无助。

初中时的我们，已经不像小学时期快乐来得那么简单了。初中阶段，不仅身体在快速发育，心智也在快速成长，同学之间的关系不再那么单纯。

同学们开始拉帮结派，男女生之间开始有了懵懵懂懂的小情愫。其实这个阶段的我们，一方面会感觉自己身心都在快速成长，完全可以独立掌控自己的人生，另一方面却在感到困惑时，依然不知所措，所以会有内心感到很无助的时候。

然而这个时候，父母并没有跟上我们心理变化的速度。他们还只是关心我们每天的作业有没有完成、考试成绩有没有下降、能否考上理想的高中……也就是说，在父母还没有做好心理准备时，我们已经悄然长大了。

所以在我们感到困惑，既不敢跟父母说，自己又不知该怎么办时，就会选择用情绪来宣泄内心的无助，与父母之间的冲突随之而来。

初中也是我最贪玩的阶段，经常放学的时候不回家，和同学们一起出去滑旱冰。那时一起玩的同学有学习好的，也有非常调皮的。我会把跟同学们在一起时，开心或者不开心的事情，还有我的小困惑、小情绪全都写在我的日记中。

没想到，我的日记被爸爸发现了。在知道爸爸看了我的日记之后，我特别生气，认为爸爸没有经过我的允许，擅自看我的日记，就是侵犯了我的隐私。于是，我被这突如其来的小情绪控制，不顾善良温和的爸爸是什么感受，居然离家出走了。

这一走就是一个星期。

倔强的我居然在同学家里住了整整一个星期。现在想想真是太不懂事了，当时根本不去考虑父母会有多担心，只想着自己没有被尊重。

除了用这种极端的方式去争取自己的权益外，当时的我实在不知还能用什么办法来解决这件事情。

后来，还是因为我那善良的爸爸给我写了一封长长的道歉信，我才意识到自己太任性，太不懂事。

我至今都还记得爸爸信中大致的内容：

我的乖女儿，请原谅爸爸没有经过你的同意就擅自看了你的日记，这是爸爸不对，爸爸给你道歉。爸爸之所以看你的日记，是因为爸爸非常爱你，现在也到了考高中的关键期，爸爸担心你结交调皮的孩子做朋友，而影响学习。当然这都不能构成我看你日记的理由，所以爸爸真诚地向你道歉，希望你能原谅爸爸尽快回家吧，因为爸爸妈妈都非常担心你。

这就是我的爸爸，温文尔雅、知书达理、能够给孩子道歉的好爸爸。可是我居然不顾爸爸妈妈的感受，只顾自己任性，当时的我为什么那么不懂事呢？

所谓叛逆的孩子，其实根本就控制不住自己的情绪。更重要的是，在情绪不稳定的当下，看到的都是父母的缺点和错误。这个时候说出来的话大多数都是伤人的，完全忽略了对方的感受。

这件事情到现在都一直让我非常内疚。或许爸爸是从我的日记中看出了我已经开始没有心思好好学习，所以非常担心我会考不上高中。

爸爸考虑问题很细致，解决问题时也很有耐心，会站在我的角度替我着想。因为担心我考不上高中，爸爸专门在一个周末骑着他那辆二八大杠自行车（而我最喜欢的就是爸爸骑着自行车带着我的感觉）带着我去当地的一所石油学校参观。

那所学校的环境非常好，白墙红瓦电动门。校园也非常大，跟我们破旧的中学相比，简直就是殿堂级别的。看着那么好的学习环境，立刻让我的内心充满了期待，也非常感激爸爸为我考虑得这么周到。

爸爸说，如果考不上高中，就考这所石油学校，起码能够学到一门技能，以后也能找到一份好工作。

从我的日记中看出我有了不好好学习的心思，爸爸不但没有批评我，还耐心地站在我的角度理解我、关心我，并且为我计划未来。

比起训斥和打骂，爸爸无条件的爱，以及对我的耐心和宽容，让我的心也被软化，我逐渐恢复耐心，不再时时处处似乎都处于与人针锋相对，想要吵架的状态了。

爸爸虽然没有学习过家庭教育，却是非常睿智的家长。先用一封道歉信抚平了我内心的委屈，稳定了我的情绪，再来引导我正确地对待学习的态度。

如果当时爸爸选择用训斥和打骂、埋怨的方式对待头脑不清醒的我，真不知我会做出什么不可思议的举动。

爸爸的宽容和耐心，让我清晰地感受到无条件的爱。当内心充盈着爱时，才有能力去爱身边的人。

所以我很幸运，在这个特殊的阶段，被爸爸的爱呵护着，没有受到二次伤害，顺利地度过了叛逆期，并且及时调整了学习状态。中考时也足够争气，不但考上了高中，而且成绩还很不错。

爸爸让我明白了，我们努力，不仅是为了要具备改变世界的能力，更是为了要具备不会轻易被世界改变的底气。

当现实无力支撑我们的梦想时，谁的青春不迷茫？然而，迷茫并不可怕，可怕的是在迷茫的状态中沉睡不醒。

当意识到我们的能力还无法实现梦想、当意气用事并不能解决问题时，还是踏踏实实地学习最为现实。

我们成长过程中经历的所有困惑和迷茫，都是为我们量身定制的，只为我们能够在这样一种专属定制的模式下，激发我们的无限潜能，去面对和解决一切难题，所向披靡、一往无前地开启下一站的旅程。

第29章
父母总是被误解

父母与我之间，越是爱得无私，就越是会产生各种各样的误解。

小时候的误解，等我长大以后，经历了世事沧桑，才逐渐懂得那些都是父母的爱。也许他们的表达方式并不是我想要的，但那份浓浓的亲情，那份深深的爱，却是世间难寻的。

父母都有望子成龙、望女成凤的心，他们也不想过分管束自己的孩子，更不想打骂自己的孩子，但如果他们自己不对孩子严加管教，孩子们又怎么能成才呢？他们的期望其实很简单，就是不希望孩子走自己的路，受自己受过的苦，他们希望孩子将来能有出息，过上自己想要的生活。

“严格就是大爱”，这是我长大成人后，才真正体会到的。

我觉得一开始的时候，父母对我是有一点失望的，原因是期望过高，所以一旦期望没被满足，就会失望。但不管我成功还是失败，最爱我的仍然是父母。正是因为有了他们的默默支持，我才能一步一步扎实地往前走，才能一点一滴慢慢积累，最终做出一些值得他们骄傲和自豪的成绩。父母的爱是一种不求回报的爱，当孩子有出息了，过上了自己想要的生活的时候，就是父母最想看到的，也是给父母最好的回报。当我们做出成绩，最替我们高兴的是父母，最感到欣慰的也是父母。

在青春期时，我爱闹爱玩，有时玩到很晚才回家，父母会责备我，我灰头土脸的样子现在想起来都觉得搞笑；进入叛逆期时，容易在心里积压情绪，总爱用沉默的方式对抗身边的一切，尤其对于父母的关心置之不理，现在想起来都觉得幼稚。

家长里短的事情多了之后，当事人的心里难免会产生抱怨，妈妈也是一样。小时候，也会听到妈妈的一些耳语，抱怨爸爸把更多的爱给了叔叔和姑姑，时间久了，我在心里也这样觉得。

但是在和爸爸互通信件的过程中，我发现，其实爸爸对我们的爱只多不少，他有照顾自己弟弟妹妹的责任，同样也有着对这个家庭无限的爱，他身上承载的远比我们想象的多。

妈妈脾气暴躁，这是我以前对她的误解，其实她只是被生活所逼，没有人喜欢被误解，只是生活所迫罢了。

不懂事的年纪，偶尔会觉得父母不够爱自己，但是现在回头想想，正因为当时父母的严加管教，才培养出我的良好品质。之后，再投入到职场之中，我才能凭借传承自父母的良好品质闯出一片属于自己的新天地。人不能沉浸于享受之中，每个人来到这个世上都是有使命的，我们要做成一些大事，为了自己，为了身边的伙伴，更为了身后默默支持我们的家人们。

孩子对父母的爱总是存在误解。

我想每个父母都是爱自己的孩子的，为孩子做的每个决定都是为了他好。但我时常会想，我自己的人生，为什么总是由父母来做决定呢？这也许是每个孩子都会问的问题。现在，我长大成人了，有了成熟的思想，才逐渐明白父母的苦心。因为对于孩子来讲，社会经验不足，在做很多决定的时候并不是理性的，可能一个错误的决定就会影响自己的一生。而父母是过来人，经历了风风雨雨，他们为孩子做的每一个决定都是在他们几十年经验的基础上做出的，父母当然希望自己的孩子按照他们设计的发展路线去走。所以，我们既要理解父母的苦心，也要听取他们的意见，并结合自己内心真正想要的，去衡量自己未来应该怎么走。

任何时候，我们都不应该独断专行，绝不能把父母排除在外，让他们成为局外人。

确实如此，我们的父母都一样，他们给我们的有时并不是我们内心真正想要的。经常会出现，我想要个苹果，而父母却给我个梨，这是对爱的误解，也是对需求的误解。

父母想对孩子付出之前，应该知道的是，孩子需要些什么。反过来说，我们作为孩子，也应该明白父母的出发点是什么，他们想要的是什么。在相互理解的基础上，才不会产生爱的误解。否则，顶着误解一味地去付出，最终只会让彼此很累，且结果不那么友好。所以，沟通很重要，不沟通你很难知道彼此想要什么，也不知道相互能给予对方什么。

我的父母善于挖掘我的天赋和兴趣，从而加以培养，当我身上有闪光点的时候，他们总是能第一时间看到，我想这就是因为爱。因为爱，所以关注；因为关注，所以能发现任何一个细节。爱，其实是建立在了解的基础上的。父母与孩子不是同一代人，没有那么多共同语言，但爱可以填补一切空隙，也可以消弭一切误解。

我的父母是开明的，他们不会把自己的梦想强加在我身上，每个人都有选择人生的权利，父母有父母的梦想，而我有自己的梦想，我与父母之间只通过“爱”紧密相连。

为人父母想要的是自己的孩子能快乐，爱用在对的地方就不存在误解。

长大后的我们总是在后悔和遗憾中度过，因为在自己明白一切的时候，身边的一切都已经悄然远去。我认为，人尽孝是本分，理解才是对长辈最大的爱。

朱自清的《背影》感动了无数人，而我从《背影》得到的更多启示是，父母健在的时候一定要好好跟他们做朋友，不让自己留下遗憾。

第30章 敢死不叫勇气，活下去才叫勇气

当你觉得自己的存在毫无价值，像星辰一样悲怆地消失在天边，是一种无所畏惧的勇气。却忽略了这是在承认自己的懦弱，宁愿放弃选择人生的权利，也不愿拥有面对困难的勇气。

这就是青春期孩子的烦恼，也是青春期孩子的父母所要面临的挑战。

站在父母的角度，他们会认为孩子总是有没完没了的问题。如果我们太活跃，会觉得我们不够稳重；如果话太少，又会认为我们太内向。

作为子女的我们，也总是会觉得父母有很多不被我们理解的地方。父母管我们太严厉，就会嫌他们啰唆，觉得他们一点都不理解我们；如果不管我们，又觉得是对我们不够重视。

我的妈妈表达爱的方式，就是严厉的训斥。而这种方式通常会让我们误以为妈妈不爱我们，嫌弃我们不够好，才会总是这么严厉地训斥我们。

事实上，妈妈的内心是非常柔软的，只是她表达爱的方式就是用严厉的训斥去要求我们。或许妈妈会认为只有对我们严格要求，我们才会变得更好。

但是这种严厉的训斥会让彼此产生误会。妈妈会认为我们总是不听话，她说什么我们都跟她对着干，这样就会让妈妈更加愤怒。

尤其是妈妈在训斥我们姐弟三人其中一人的时候，总是会带出其他两个人。比如在训斥我的时候，妈妈总是会说，“你看你姐姐多么听话、多么懂事”“你看你弟弟从来不惹我生气”……

在训斥姐姐的时候又会说，“你看你妹妹是如何做的，她就不会像你这样”“你看你弟弟是多么好啊”……妈妈总会用这种比较的方式，让我们误以为妈妈总是偏心另外两个孩子，只对自己一个人有意见。

所以这就是表达方式的问题，其实在妈妈的心中，我们每个孩子都是同样重要的，都是她心目中最优秀的孩子。

只是妈妈总习惯用严厉的训斥来激励我们，而不习惯用温和的话语与我们沟通。

这就是每个人考虑问题的角度和思维模式不同造成的结果。妈妈会认为她的这种表达方式并没有错，是我们不理解她的苦心，却没有意识到这会让我们的内心非常自卑，会觉得是自己不够好。

我原来以为只是我有这种感觉，直到那一次姐姐割腕自杀我才知道，原来姐姐和我有着同样的感受。

当时具体是因为什么事情，我记得不是很清楚了。只记得当时姐姐和妈妈发生了争执，妈妈在训斥姐姐的时候，再次提到了我和弟弟是多么听话……这种会引起我们极度自卑的方式，再次激怒了姐姐，她拿起一面镜子愤怒地摔到地上，捡起一块摔碎的玻璃碎片割向了自己的手腕……

幸好我和妈妈都在跟前，及时夺下了玻璃，不然后果真的不敢想象。

姐姐的性格和我有很大的差别，姐姐属于理智型，做任何事情都不会太冲动，会理智地去思考和面对。之所以那次会那么冲动，或许就是因为有太多情绪压抑在心底，那次的事情只是触碰到了那个情绪开关而已。

就像那次我离家出走，其实是处于同一种状态。在当时那种愤怒的情绪下，如果没有一个比较清醒和理智的人及时地缓解气氛，帮助调节情绪，只是一味地图一时之快发泄内心的愤怒，就会让结果更糟。

如果当时能够有人感同身受地说出姐姐内心的真实感受，让姐姐认为自己被理解、被尊重、被接纳，自然就会慢慢放松状态，并且愿意坦诚地沟通，而不是选择互相伤害。

如果两个人都无法抑制内心的那种冲动，始终处于情绪碰撞的状态，不知道什么才是正确的表达方式，就只能是伤害自己或者伤害对方。

而姐姐的这种方式对自己的伤害实在太大。当然，看到姐姐伤害自己，妈妈才是最痛苦、最难过的。但是在妈妈坚强的外表下，那颗柔软的心从来不向我们袒露，妈妈是想让自己成为我们最坚实的依靠。

不论是父母还是作为孩子的我们，彼此的状态只有两种模式：要么在每一次的矛盾中去发现问题，正向沟通，相互促进着成长；要么自怨自艾地停滞在当前的状态中与负面情绪独处。

即使是成年人，在激动和愤怒的状态下，心理年龄也就只有 10 岁左右。就如同儿时遇到问题，不知所措时，无法管理和控制好自己的情绪，也不知道什么才是正确的方法，只能用发泄情绪的方式去应对。

尤其是在愤怒的时候说出的通常都是气话，而处于不理性状态下的彼此都会把气话当真，然后继续去理论和争吵，这就相当于再次出现新的矛盾，彼此继续去寻找和攻击对方的弱点。

如此恶性循环，只针对问题，不考虑彼此的情绪和感受，就算其中一方赢了又如何呢？你赢了，那么对方就一定会受伤害。

很多时候，我们没有意识到自己的问题出在哪里，而只是希望父母应该向我们道歉，都是他们不对，父母不应该这样对待我们。

但我们却忽略了我们也应该去体谅父母，去尝试着接纳父母的情绪，既然爱他们就应该爱他们的所有，就像他们总是无条件地爱我们一样。如果父母有更好的解决问题的方式，一定会让我们彼此都处于快乐舒心的状态。

所以一切都是为了让我们更好地成长。也正是因为一次次的冲突和矛盾，才让我们意识到，被情绪控制的我们就相当于失去了掌控自己人生的能力。

倾听是接纳情绪的最好方式，当我们能心平气和地去倾听和接纳彼此的所有情绪，并且能够用理解的语言说出对方的感受，就能够很快让彼此都平静下来。

只有让自己的情绪处于稳定状态，才能意识到所有事情的发生，都是为了赋予我们更多面对困难和解决问题的能力。放弃生命不是勇气，能够在百般磨难中依然活出心花怒放的人生，才是弥足珍贵的勇气。

第31章
人生不止1500米

如果不给自己设限，不把自己困在一个有限的空间里，就一定能够挑战自己爬上更高的山峰。

从小就特别喜欢运动的我，初中时期就有了很明显的体现，只要有时间就会和闺蜜一起去滑旱冰。我特别喜欢滑旱冰时的那种自由和灵动，毫无束缚的畅快感。

似乎只有在运动时，我才能够感受到这种没有任何事情可以替代的酣畅淋漓的快乐，即使摔得四脚朝天，也乐此不疲。因为只有在这种时候才能感受到快乐是一种心情，更是一种能力。只要自己愿意用心去寻找，快乐无处不在。

非常幸运的是，我和关系最好的闺蜜一同考入了高中。初中时期每天一起上学放学，一起写作业，一起去滑旱冰，一起做各种我们喜欢的事情，也因此成了无话不说的知己。性格活泼开朗的她多才多艺，各方面都很出色，体育成绩也很突出。

人类有一个天然的属性，就是喜欢向优秀的人靠近。我也一样，把她当作榜样，希望自己通过不断的努力，方方面面都能像她一样优秀。尤其是跑步的时候，我的眼睛里只有那个优秀的她，似乎根本看不到其他同学。每一次我都是以她为目标，拼尽全力地想要去超过她。

就如同你在心情低落，感觉自己已经坠入了无尽的黑暗中，甚至已经无法承受身上的重担时，看到了不远处的一线曙光，如果能够保持正面积极的心态，就拥有了不受限的人生，也就拥有了选择更加美好生活的权利。

记得上高一时的一次全校运动会，那是我一生中最难忘的记忆。那一次我和闺蜜同时报了1500米的长跑项目。

我特别喜欢跟闺蜜一起参加长跑，因为有这样一个榜样在旁边，在我即将坚持不住的时候，只要一看到她还在努力坚持，我就会告诉自己，如果现在选择放弃，就等于放弃了自己的无限可能。咬咬牙突破自我坚持到底，一定能够成为长跑冠军。每次这样想我就会更加有动力，也会更加拼尽全力地去努力挑战自己的无限可能。

最后我获得了这次1500米长跑比赛的冠军，并且打破了全校纪录。

同学们都说看我瘦瘦小小的，没想到爆发力和耐力居然这么强，竟然打破了全校的纪录。可是我想说，每一份成功的背后都有着来之不易的艰辛。

只有在这种成功的状态下，我才能感觉到自己无比坚强，也能清醒地意识到我到底是谁。我用自己的努力构建了内心的自我价值感，在感受到自己的力量时，就不会总是去向外抓取，总想着去获得别人的认可。

最开心的是那一次获奖是姐姐陪着我一起去领奖的，在这个最荣耀的时刻，有最亲爱的姐姐陪在我身边，能够跟我一起分享成功的喜悦，内心感到无比幸福。

成功或许是因为在做自己热爱的事情时突然发现，原来这是自己的天赋。当然，成功是没有捷径的，即便是自己热爱的并且是有天赋的领域，也需要不断靠自己的努力，把热爱的、擅长的事做好，这样收获的不仅仅是荣誉，更重要的是靠自己的努力获得的成功，内心才会无比丰盈。

长跑拼的就是持久力和耐力，我的这种能力在上初中的时候跟同学们一起爬山时就已经显现出来了。本来和同学们是走在一起的，可是走着走着不知不觉我就一个人走到了最前面，把同学们远远地甩在了后面。

我们通常都是照着自己心中期望的样子，不断努力激发自己的无限潜能，努力达成目标，并且告诉自己，无论过程有多艰辛，只要愿意努力，希望永远都存在。

记得有人说过，如果一个人在队伍中总是走在最前面，不知不觉地就把队友们都甩在了很远的地方，就说明这个人是具备领导能力的。

不知是不是巧合，还真应验了这句话。我这些年一直都在带领团队，而且一直都是勇往直前，不断突破自我，走在最前面。每一次遇到困难时都能够找到办法去解决，让自己一次次成长，一次次蜕变，每一次都会发现原来自己还有更大的拓展空间。

这一次次的成功，激活了我的信念系统，而信念是我们思维里面最重要的元素之一。它决定了我们努力和行动的方向，也决定了我们的心态。这时我们一定会去珍惜眼前所拥有的，并对来之不易的一切都充满感恩。

决定我们生命高度的恰恰就是我们的思维和信念。而我们的思维和信念不是一成不变的，只要我们愿意，随时随刻都可以去改变和提升。

被激活的信念系统会让我们处于一种乐观积极的状态

中，即使遇到困难也会认为这是短暂的。如果是悲观的信念系统就会让我们认为遇到的困难是长期的，是无法改变的。

站在乐观者的角度，会认为成功是因为自己具有这种能力才能取得这样的成绩。而悲观的人会觉得所有的成功只是偶然的巧合罢了，跟自己的才华无关。所以，我们的思维决定了行动，而行动最终会决定成功与否。

尽管这一次的长跑我获得了冠军，但这仅仅是起点而不是终点，人生不止 1500 米，还有更高更远的山峰等着我去突破和挑战。

人生就是让我们不断做选择题。当你成功的时候，内心的力量就会自然而然地升起，此时你会去选择一条放眼望去，尽管道路有些蜿蜒，却能一眼望到尽头的捷径，还是会去选择那条充满荆棘，需要你不断去克服、去开拓、去创新的蜿蜒小道？我相信当你内心充满力量时，一定会选择那条充满荆棘的蜿蜒小道，因为它能改变你的人生。

第五部分
星星的眼泪

第32章
遥远的上海滩带走了我的安全感

你是否有过试图想要改变现状，却又觉得这是一件很困难的事情呢？其实比这更困难的事情是克服内心的恐惧。

比如上学时成绩已经很好了，可又总是担心其他同学会超过自己，或者在班里已经获得了第一名，但又觉得隔壁班的同学比自己的成绩还要好。

如果从小就有这种心理，那么在走上工作岗位之后，也会长期处于一种不安和惶恐的状态中。

即使工作已经做得很出色，还是会觉得没有别人做得好。就算在自己的部门已经成了佼佼者，也会给自己再找一个竞争对手，比如其他部门还有比自己更优秀的同事。

如此，就会让自己处于一种自我折磨的循环模式中。而这一切其实与童年的不安全感有着紧密的关系。

我在童年时期就有着严重的不安全感。因为爸爸妈妈忙于生计早出晚归，经常不在家。尤其是早晨起床的时候，家里都是没有大人在的，只有我们姐弟三人相互照应着吃了早饭去上学。

放学的时候即使刮风下雨，爸爸妈妈也从来没有接过我们，我们反而还担心爸爸妈妈会不会被雨淋着。

这些看似很小的事情，其实已经不知不觉在内心深处种下了没有安全感的种子。

当然这些都是小插曲，最让我缺乏安全感的阶段，应该是在我 10 岁的时候，爸爸和小姑、小姑父去上海做生意。也就是从 1995 年到 1999 年整整四年的时间，爸爸都不在我们身边。

在这四年时间里，尽管爸爸逢年过节能回来，偶尔也会给我们写信，但都不能弥补父爱的缺失带来的缺乏安全感的心理。

也正是因为这四年爸爸在上海做生意的经历，我永远失去了我的爸爸。

事情的缘起是小姑和小姑父一直在上海做邮票生意。他们经常会和爸爸说做邮票生意是多么多么赚钱。一方面爸爸想要改变我们家里的经济状况，另一方面也是因为小姑是她的亲妹妹，所以非常相信小姑说的话，没有产生丝毫的怀疑。

既然要去跟小姑他们合伙做生意，就需要本钱，可是以我家当时的经济状况，根本就拿不出那么多钱。于是，爸爸就去了外公外婆家，让亲戚们一起帮着凑了十几万元去了上海。

开始还是很赚钱的，但是赚到的钱爸爸一点都没有拿回来，一直作为周转资金。最后小姑居然告诉爸爸，因为市场行情不好，所有的钱全都赔了进去。

四年之后，爸爸两手空空地回家来了。我家也因此欠下了十几万元的巨额债款，在九十年代十几万元可是一笔非常大的数额。

其实大家心里都明白，小姑他们是赚到钱了，而且还买了楼房，但是不愿意把钱分给爸爸。因为小姑清楚地知道爸爸心地非常善良，即使她不给钱，爸爸也不能把她怎么样。

这种时候爸爸的内心是最痛苦的。一边是自己的亲妹妹，也因为自己太过于相信她，所以不知道怎样张口；另一边是自己的家庭，因为他而背负着巨额的债款，所以心里非常内疚。

善良的爸爸不愿意把这些压力对任何人说，只有自己默默地承受。回来之后就继续和妈妈一起卖菜，并且更加拼命地干活，想靠自己的努力，尽快偿还债务。

就是在这样巨大的压力下，爸爸的身体出现了问题。当人在精神压力过大的情况下，没有一个释放压力的出口时，就会从身体上体现出来。

因为家里急需用钱给爸爸治病，姐姐正好放假回来，知道了爸爸是因为跟小姑一起去上海做生意欠下了巨债，于是给小姑打电话问她要钱，小姑不但不给钱，还把姐姐骂了一顿，并且跟姐姐说，这是她和爸爸之间的事情，让姐姐不要干涉。

不仅如此，小姑还给爸爸打电话说这是他们兄妹之间的事情，不要给妈妈以及子女说这些事，因为我们都是外人。

小姑这种自私的行为，对我们这个家庭简直就是灭顶之灾。

爸爸开始感觉到身体不舒服时，去检查的结果只是胃溃疡，可是因为家里的经济紧张，所以没有及时治疗。后来慢慢地发展成了胃癌，也因此夺走了爸爸宝贵的生命，其实最重要的原因还是精神压力过大。

爸爸去世后，亲朋好友都劝小姑说：“你哥哥都已经去世了，你嫂子带着三个孩子还要供他们读大学，一个人不容易，还欠了那么多债要还。你把欠的钱还给你嫂子让她把债还了，还要供你侄子侄女上大学用。”

没想到小姑无情地说：“我没钱，一分钱都没有。”我只想知道，说这句话的小姑对曾经把她视为自己亲生女儿一样悉心照顾她的亲哥哥，难道就没有一丝愧疚吗?

爸爸是那样的善良无私，他的离开对我们一家造成的伤痛无法用语言表达。

从此以后，我们姐弟跟小姑再没有任何来往。虽然善良的妈妈也对小姑有不满的情绪，但还是非常有格局的，逢年过节还是让我们去看望小姑和小姑父。

妈妈虽然读的书没有我们多，但是妈妈用她的善良和人生经验帮我们破除了限制性的信念。妈妈想要让我们明白过去的事情都已经过去了，爸爸也已经走了，活着的人就应该相互包容、和睦相处。

尽管爸爸的离开，让我极度缺乏安全感，但是妈妈的爱与包容一直在温暖着我的内心。也让我明白，只有自己变得强大，才不会去在意失去了什么或者外界给予了我们什么。

无论我们经历了什么，只要相信所有的一切都是为我们而来，一切也都是完美和完整的，这种相信的力量就会让我们打开自己，让智慧的光照进来。因为在智慧里有着解决问题的答案和方法，可以让我们不再迷茫，去接受这些为我们量身定制的考验。

第33章
一封信，一份心

父亲去上海做生意，即使忙得焦头烂额，也没忘了写信回家，通过一封封信与我们紧密相连。

“烽火连三月，家书抵万金。”上海是中国最大的都市之一，也是国际化大都市，父亲再刚强、再有能力，也终究是一个小地方出来的人。所以，父亲去到上海这样的大都市打拼，作为他的家人，我们对他其实是非常牵挂，也有几分担忧的，但是父亲温馨的一封封家书，把这些牵挂和担忧都化解掉了。在信中，父亲总是对我们关怀备至，关心我们的学习，关心我们的生活，更关心我们的身体和成长。远在上海的父亲，会在一封封家书里表达他对我们的爱。在一字一句间，我们深切感受到了父爱如山，感受到了父亲的责任担当与男子汉气概，我为有这样的父亲感到无比自豪。人生最大的幸事，就是能拥有完美的父母之爱。世事没有完美，但爱是完美的！

父亲的家书（一）

陈莉的成绩不理想，但字写得挺好，请以后争

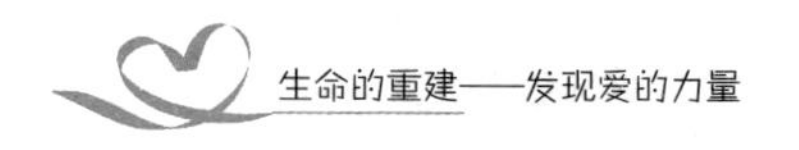

取更好的成绩。你的老爸祝你身体健康，身心快乐。——九月十四在家里

这些属于我和父亲的记忆，我一直保存着。每次翻看的时候，不知不觉就湿润了眼眶，简单几句话，藏着父亲对我无尽的关爱和对这个家的无限牵挂。

在这个网络发展迅速的时代，写信没有即时通信技术的种种优势，因此逐渐淡出了人们的生活。我们现在都通过微信交流，还可以视频通话，非常方便，但现代人也体会不到“手写信”的那份真诚，那份浓得化不开的感情。

诗人木心说：“从前的日色变得慢，车，马，邮件都慢，一生只够爱一个人。”

现在电话、微信都很方便，即便如此，我依旧保持着书写的习惯，保持着对读信的期待，我真的渴望哪一天有人可以给我写一封手写信。父亲给我们写的信，我们一直收藏着，时不时翻出来看一看，那时的一幕幕又再次浮现在眼前。爱，是需要记录的，也是最值得记录的。每一个字，都会因为它背后的爱，而变得无比鲜活。

父亲的家书（二）

莉莉：

一浪就精神，

到家就打盹。

时间似风电，

岁月不饶人。

学业靠自觉，

知识在积累。

昨日不努力，

明日无收获。

一天吃不成胖子，

一晚学不了多少东西。

手写信满载着深情，显得特别珍贵。虽然现在网络信息发达，但信的意义是不会衰减的，反而变得更加珍贵。当再次翻开父亲那时写的信，体会着父亲对家的担当，对我们的深情，我的内心也升起一种责任感。现在，我长大成人了，我也要像父亲一样，承担起对家的责任，我要用自己的努力，来改变全家人的命运。手写信的字里行间，都是快乐温馨生活的一部分；父亲和孩子可以在字里行间感悟爱、表达爱；即使父亲远在上海，也可以通过手写信传递情感，亲情也可以在书信往来中不断升华。

曾经的手写信，一个字一个字地写，每封信都不是一蹴而就的，需要一段精心剪裁的时光，一方素净的桌面和一沓稿纸，还有一颗真挚的心。当我给父亲回信时，洒几滴透明的泪在信纸上，又赶紧擦拭掉，怕父亲发现我的脆弱。

那时，我们总是期待父亲的来信，我们最清楚邮筒在哪里，穿过几条巷子，将一封写给父亲的家书投入邮筒，投完信就开始盼望，盼望父亲的回信，盼望邮递员车铃的声音传来。当一封父亲的家书摆在我们面前时，我们总是小心翼翼地打开，生怕撕碎了里面的信，一点一点地小心开启，一字一句地细细品读。父亲总是报喜不报忧，而我们给父亲的回信也总是报喜不报忧，我们就在这样的默契中，在似水流年里寄予我们的相思。

低头鱼，抬头雁，希望总在心间，当我们接过一封又一封久等的父亲精心写就的来信时，先在胸口捂热，再用颤抖的心阅读，最后把信和心放在一起，折叠整齐，轻轻装进信封，然后，收藏起每一封信，在温馨的甜梦里，回味父亲的话语，想象着父亲此时的样子。再次见面之前，总是这样在一封又一封信中，度过无数相思的日日夜夜。

如今，好消息、坏消息，早已不需苦等邮差的传递。千山万水只需一秒钟就能传递自己想说的话，纵然远隔重洋，也能瞬间通过视频通话，看到对方此刻的样子与状态，多方便啊。然而，我们却丢了写信、读信、收藏信的感觉。手写信中的一字一句，甚至每一个标点符号都透露着温馨的感觉。

父亲写的每一封信，都值得我们一辈子珍藏，因为每一个字、每一句话、每一个标点符号都是爱的讯息。

去重拾这种见字如面的美好，去找寻这种经历时间与路途才能传递的关怀吧！

我现在还是很喜欢每天做记录，一字一句写下自己一天的心情和收获，而我创办的《美竹之声》栏目也拥有数十万听众，用声音传递爱是我一直很热爱的事情。

第34章 嫁出去的女儿泼出去的水

人际关系永远是我们一生中非常重要的课题。之所以人际关系经常会出现问题，是因为我们经常都拎不清，到底人与人之间应该是一种什么样的相处模式？

就像姐姐和小姑之间的关系。我们从小跟小姑、大姑、二叔、小叔在一个院里生活。爸爸对待小姑就像对自己的亲生女儿一样疼爱有加。小姑的年纪也和我们相仿，尤其是跟姐姐的关系既像亲姐妹又像亲密无间的闺蜜。

她们俩天天都在一起玩儿，似乎有说不完的悄悄话，姐姐一直都把小姑当作亲密无间的好姐妹。

所以在爸爸生病期间，姐姐之所以会打电话问小姑要钱，就是因为姐姐自认为和小姑十几年的感情完全是可以无话不谈的。

这时候的姐姐就是把她和小姑之间的关系看得太简单了，没有划清一个正确的界限。

我们通常认为亲人之间就是亲密无间，没有什么不能说的。但是古人曾经对亲人之间的关系有过一个劝诫：是亲三分客。

也就是说，越亲近的人越是要注意相处的艺术，不能因为关系太亲密了，就忽略了应该具备的处世之道。

说得直接一点，就是我们都不要太把自己当回事儿。当你认为你和对方的关系特别亲近时，很多方面就会产生问题，说话做事就会忽略表达方式上应该注意的细节，这就相当于增加了彼此之间沟通的摩擦系数。每个人的思维方式都是不同的，我们这样想不代表对方也是这样认为的。

打个最简单的比方，当你和你的上级是亲密无间的闺蜜时，如果你没有保持明确的界限感，有时会忽略她是上级的身份，从而把她当作无话不说的闺蜜，说话就会比较随意。而这恰恰会让对方感觉到你没有把她当作领导，对她不够尊重。所以，不论你们之间原本的关系是怎样的，只要是上下级，就要保持距离，遵守规矩。

站在姐姐的角度看待她和小姑之间的关系，姐姐会认为她俩从小一起长大，像朋友一样亲密无间。再加上爸爸一直把小姑当作自己的女儿一样对待，非常疼爱和照顾小姑，并且像嫁亲闺女一样，作为小姑的娘家人，所有的大小事情都打理得妥妥当当。

所以姐姐就会很自然地认为，她说的话小姑应该能够听得进去，因为她们之间一直都是没有什么事不能说的，却忽略了那是小姑结婚之前她们的一种相处模式。自从小姑结了婚之后，就变得跟以前不一样了。或许是因为他们家的经济条件比较好，已经瞧不起贫穷的我们了。又或者说和什么样的人相处在一起，脾气秉性还有说话做事的风格都会受到影响，相互之间就会越来越接近。

所以，在我们把小姑还当作亲密无间的亲人时，或许她的心已经离我们很远了。如此看来。亲人之间保持一定的距离还是非常有必要的。

因为没有界限感，有些时候会自以为彼此之间没有秘密和隐私。但是因为生活的环境已经不同了，各自的内心会发生微妙的变化。

所以你思考问题的模式的和她思考问题的模式已经完全不一样了，为了让彼此相处不累，减少摩擦和矛盾，该有的客套还是要有的。起码在这种界限内，自己的内心不会因为期望过高而受到伤害。

无论什么样的环境，无论什么年代，无论职场还是生活，人际关系始终都是错综复杂的。很多时候我们想得很简单，而对方却恰好想得比较复杂。

为了避免产生误会，就要从内心有意识地去寻找正确的相处模式，这样才能把错综复杂的人际关系处理好。如果处理不好就会影响我们的心态和状态，从而引发一系列的连锁反应，或许一念之间就会形同陌路。

这让我想起了作家朱利安・巴恩斯说过的一句话：那时你还是一个孩子，你认为你拥有了很多朋友，但事实上，你拥有的仅仅是伙伴而已。所谓的伙伴就是那些站在你身边，看着你长大成人，然后又渐渐淡出你的生活的人，于是，你开始新的生活。

很多时候我们简单纯粹地去相信一段关系，很有可能只是傻傻的一厢情愿。就像张爱玲曾写道：在这个世界上，恐怕只有炎樱能买到让我满意的围巾，换任何一个人都不行，炎樱是无法替代的，可能，任何人都无法替代。

炎樱是张爱玲心目中不可替代的好朋友，然而到了晚年，她们已经到了老死不相往来的地步，一个在美国孤独终老，一个在日本快意生活。

所以，无论多么亲密无间的关系，那些让你觉得无可替代的人或者事，最终都很有可能会因为身处环境的不同、思维模式的改变而成为陌路。

最终我们还是要把目光回归到内在。把那些曾经伤害过我们或者让我们失望的人，当作是人生给我们上了一节体验课而已。不用太在意，也不必太计较得失，而是要学会从中去总结经验，吸取教训，让其成为自己成长路上特殊的养分。把失望转化成因此而获得经验教训的感恩之心，最终受益的当然还是我们自己。

毕竟人生中的每一个阶段，我们都要去接纳不同情境下，不同性格特征的人。当我们能够清醒地进行有效分类，能够在一件事情上去多问几个为什么时，就能够清楚地分清哪些是重要的，哪些是可以主动放弃的。

能够与我们同频的就心怀感恩地与他结伴而行，把有限的精力全部投入有价值的事情上，那些背道而驰的，就让他随风消失在记忆的长河中吧。

第35章
病魔来临，一片黑暗

你有过只要想起，就会让心里无比温暖的人吗？是否有那么一个人，时时刻刻都在用自己的温暖去照亮别人，令你时时想起，都备感温暖，并且一想起他，内心就会充满力量？

我的爸爸就是这样自带光芒，时时刻刻都在温暖和照耀身边的每一个人。作为长兄长嫂的爸爸妈妈，像父亲和母亲一样，把两个姑姑和两个叔叔抚养成人并且成家立业。

这也是令爸爸感到最欣慰的事情，因为他没有辜负爷爷和奶奶临终前的嘱托，像照顾自己的儿女一样悉心地照顾着弟弟妹妹。

可人生就是这样，总是爱跟善良的人开玩笑。无比善良、全心全意为家庭付出的爸爸，还没有来得及看到自己的儿女长大成人，就带着遗憾与世长辞了。

爸爸如果不是一心一意地为家里的每一个人着想，也不至于年纪轻轻就把身体拖垮了。

按照爸爸积极阳光、乐于助人和凡事都为他人着想的性格，一定会长命百岁的。可就因为去上海和小姑他们合伙做生意的经历，我们全家背负了巨额的债款，爸爸也永远离开了我们。

那些钱大部分都是外公外婆家那边的亲戚借给爸爸的。那也是出于爸爸的善良和无条件地付出，赢得了外公外婆家所有亲朋好友的信任。所以爸爸在向他们借钱的时候，他们都全力以赴地帮助筹款。也正是因为这个，爸爸自认为辜负了亲戚们对他的信任。

原本爸爸管理这么一个大家族就已经很辛苦了，再加上还要一个人默默承受背负着巨额债款的心理压力，最终拖垮了爸爸健硕的身体。

最初爸爸感到胃不舒服的时候，就是因为经济紧张没有及时治疗。等到胃疼得受不了了，去市人民医院检查，一会儿说是胃溃疡，一会儿又当胃炎在医治，后来又当作胆囊炎治疗，最后越治越严重。因为那时医院条件实在有限，转去空军医院时，检查出来已经是胃癌晚期了。

爸爸所忍受的病痛折磨，是我们常人无法想象的。当时检查出来就做手术，切除了五分之四的胃。可是这也并没有根治，过了一年又复发了，爸爸那时候疼得只能靠杜冷丁来止痛。

因为没有钱去医院治疗，最后一段时期都是在家里养病。爸爸疼得受不了的时候，就等着我每天放学给爸爸打杜冷丁止痛。爸爸那时被病痛折磨，已经瘦得真的可以用瘦骨嶙峋来形容。

其实我的胆子很小，但是为了不让爸爸那么痛苦，每次都鼓足勇气给爸爸打针。并且单纯地以为只要打了针爸爸就好了，因为每次打完以后爸爸就不那么疼了。

那天应该是周五，我们放学了以后，想着马上就要面临紧张的考试了，正好又是周末，想出去释放一下压力，

就和同学约好一起去滑旱冰。

就在我们一路说说笑笑，准备回家放下书包去滑旱冰的时候，看到了我二叔家的堂妹。堂妹一边跑一边喊我："姐，快跑！姐，姐，快点回家，大伯快不行了！"

我当时就蒙了！心想爸爸不是挺好的吗？就在家里躺着打打针、吃吃药，实在不舒服了就去医院给他治疗不就行了吗？现在说的"不行了"是什么意思呀？我当时愣在原地不知所措。

堂妹赶紧跑过来摇着我说："姐姐！你还愣在这里干什么呀？你快点呀，大伯最想见的就是你了，家里荣姐、高高哥，还有大妈都在，现在马上就要咽气了，大伯说一定要等你回来！"

听到这里，我的眼泪止不住地往下流，赶紧脱掉大红色的外套扔在了路边，一边跑一边把书包也扔掉了，堂妹就跟在后面一边捡书包和衣服，一边追赶着我。等我们跑到家门口的时候，透过斑驳的木头门的门缝儿，穿过院子，看到堂屋里里外外都是人，我们家可从来都没有那么多的人啊！

看到这个场景，我又不知所措地愣在了原地，眼泪像断了线的珠子吧哒吧哒往下流，心里想着：我该怎么办？堂妹见状，推了我一把，说："姐，你快点进去啊，愣在这里干什么，我出来的时候大伯已经奄奄一息了，你赶快进去看看呀！再不进去就真的来不及了！"

这时我才反应过来，飞快地冲进院子，掀开堂屋的门帘，一看，爸爸已经盖上了白布。我当时已经失控了，一个箭步冲到爸爸的床头，扑倒在爸爸身上，紧紧地抱住爸爸那冰冷、僵硬、骨瘦如柴的身体，撕心裂肺地呐喊着："爸！爸！爸！你快醒醒呀！我放学回来了！"眼泪、鼻涕交织凝成小溪水一样唰唰唰地流在了床单上、地面上、手臂上，撕破喉咙的呐喊声，声声撕碎了我的心和我的魂。"你不是说好的，等我回来吗？你这个大骗子，你不是答应过我要给我买鸡腿吗？你不是说要送我去上技术学校吗？你为什么要骗我？你怎么躺在这里不起来了？你倒是给我起来呀！大骗子！"

我一边哭着一边大声喊着妈妈："妈，妈！你快点呀，你快点来呀，爸爸为什么不起来了？"妈妈这时已经泣不成声，紧紧地抱着我说："你爸爸再也不会醒来了，他已经去天堂了。"

这时我才反应过来，我说我要给爸爸打杜冷丁，每次爸爸疼得受不了了，都是我给他打杜冷丁。我就这样一边歇斯底里地哭着，一边跑去药箱子那里手忙脚乱地找杜冷丁。舅妈跑过来拉着我说："你越是这样，你妈妈越难过，为了你妈妈你也要撑下去呀。"

舅妈的话提醒了我，于是问舅妈我现在应该做什么，舅妈就让我跟他们一起去准备被子、穿寿衣寿鞋。当时爸爸的眼睛是睁着的，爸爸是真的死不瞑目，他不放心我们这些未成年的孩子。

似乎老天都在同情我们，从爸爸走的那天就开始下雨。连续下了三天，直到出殡埋葬之后才放晴。

爸爸的离开对我的影响非常大，甚至都不想去上学了。我现在无法用言语来表达当时的心情，或许通过我的日记更能够感受到我内心的那种无助。

姐姐我想你了，你好久没回来了。

我觉得自己很累，很想放松一下，想和你聊聊天。

但我不知道说什么好，我怕。

怕自己会平白无故地流眼泪，生气，发脾气。

姐姐，你在听我说吧！

你知道吗？这几个星期，弟弟一直在同学家住，每天晚上只有我和妈妈。

本来吧，这应该是为我学习创造一个良好的学习环境。

可是每当这个时候回到房间，看着空荡荡的屋子，以及被雨水冲刷过的墙面，还有漏烟的烟囱，我心里头空空的。

每当这时我就会想起爸爸。

如果爸爸在家，屋顶就不至于漏雨，墙面也不会有雨水冲刷过的痕迹。

如果爸爸在家，炉子也不会漏烟。

因为爸爸什么都会修，没有什么能难倒爸爸。

每到冬天，我会想到爸爸每天起早贪黑为我们奔波，那么寒冷的冬天，每天还要起那么早，踏着三轮车骑很远的路去批发新鲜的蔬菜。

真的好怀念以前在一起的日子。

姐姐还记得吗？

爸爸在的时候，那时他的病情还不是很严重，那应该是十月份吧，爸爸骑着三轮车，穿着大皮衣，戴着那顶帽子，载着我俩去姥姥家。

半路车没油了，爸爸把我们载到深沟桥加了油。

现在想想，当时我们好幸福呀，坐在车厢里，迎着风，有说有笑。

现在每一次放学，只要一看到那种三轮车，一听到那种哐哐哐的声音，我就觉得好亲切、好熟悉，忍不住想多看几眼，回味一下那种幸福的滋味。

可是当我意识到这种幸福已经成为过去的时候，我的心里像是被人泼了冷水一般。

我的一个同学，一次偶然，看到了我皮夹里爸爸的相片，当时她开玩笑说："你是不是有恋父情结呀?"

我只是微微一笑而已，也没有说什么。

其是当时心里太难受了，难受极了。

没有父亲，一个多么残酷的现实。

我却只能默默地接受，把它暗暗地藏在心底，藏在最深的那个角落里。

可是无论我把它藏得有多深，在别人看来或许是一件平常的事情，或许是一句不经意的话语，总会触动我内心深处的伤痛。

爸爸老实厚道又不缺乏幽默，乐观向上又对生活充满了希望。

可最终还是在我们毫无准备之时，与世长辞。

我想如果有一天我死了，我一定把自己所有有用的器官都捐出去，这样一定能够救很多的人，让那些家庭少一些失去亲人的伤痛。

姐姐，如果有一天我走在了你的前面，你能帮我实现这个愿望吗？

2006 年 1 月 2 日

如果没有经历如此痛心的生死离别，是无法体会那种撕心裂肺的痛的。那种伤痛，完全不能触碰，那种忧伤也无法安慰。眼泪也完全不受控制，随时随刻都会泪流满面。

那种痛彻心扉的悲痛和忧伤无人能够缓解，唯有借助内在坚韧的力量，把自己拉回到现实。把对爸爸的思念化作无形的力量，把爸爸的担当与奉献视作留给我的成长大礼，让我能够平静地审视过去，带着爸爸的期许努力拓展未来的视野。我想让爸爸在遥远的星空中，看我是如何像蝉蛹一样经历痛苦的蜕变，最终破茧成蝶的。

第36章
最闪亮的那颗星，是希望

当你孤单无助地仰望星空时，会想起谁呢？没错，一定会第一时间想到那个最能温暖内心，也一定是最值得信赖的那个人。

并且希望他能像光芒四射的月亮一样，帮你驱走夜的黑，如同在迷茫脆弱的夜里，送来冬日的暖阳。因为在这种情境下能够想到的一定是你生命中最重要的人，他会给予你无条件的爱与支持。

爸爸离开后的很长一段时间，我都非常惧怕黑暗，又特别期待黑暗。矛盾的我，害怕黑暗中的孤单和无助，又期待黑暗来临时可以仰望星空，寻找那颗最亮的星。

虽然已经临近高考，但我却没有一点心思学习。白天在学校上课时望着窗外发呆，夜晚在家里看着空洞洞的屋子，仰望着星空，往事一幕幕像放电影一般浮现在眼前。

我后悔每一次因为我的任性让爸爸难过，可是爸爸不但不会埋怨我，还想尽办法来开导我。我更后悔，因为我的贪玩没有见到爸爸最后一面，也没有听到爸爸对我最后的嘱托，让爸爸带着遗憾离开。那种痛彻心扉的思念，挥之不去。

可是在家里又要强颜欢笑，怕我悲伤的情绪让妈妈看到会更伤心。因为我知道妈妈比我更难过，我也知道无数个夜里，妈妈因为思念爸爸而默默地痛哭流泪。

爸爸的离开，让整个家庭的重担全部落在妈妈身上，不但要背负着巨债，还要供我们三个孩子上学。姐姐已经去上大学了，家里就剩下我和弟弟还有妈妈。弟弟又经常去同学家不回来，所以这个空荡荡的屋子经常都是只有我和妈妈两个人。一家人热火朝天、有说有笑的场景不复存在了。

那段时间，我和妈妈之间的话特别少，彼此之间一直都小心翼翼地。小心翼翼地说话，小心翼翼地做事，小心翼翼地看着对方的表情。似乎谁都不敢多说一句话，生怕哪句话说得不对了，触动了彼此情绪的开关。

或许是当时心境不同，我会对妈妈的冷漠心生埋怨，认为妈妈太严肃，认为妈妈不愿意跟我沟通，认为妈妈有什么想法都不愿意跟我说，剩下的只有小心翼翼。

直到现在，我才明白那份被我认为是冷漠的小心翼翼，其实是妈妈的爱。妈妈和我有着同样的想法，她也不愿意提及爸爸，害怕说起来我会更加伤心。所以我们都是非常爱彼此的，只是都不善于表达，或者准确地说，是没有找到正确的沟通方式。

如果说爸爸像一艘船上掌握方向的舵手，帮我们指引人生的方向，并且像大海一样地拥我们入怀，那么妈妈就像是我们远航归来随时可以用来避风的港湾。遗憾的是，这些道理我现在才懂。当时的我内心一直是有埋怨情绪的。

就是因为这种沉闷的环境，我经常会觉得心里空空的，也时常感觉有一块大石头压得我喘不过气来。我更加不能够集中精力去学习，每天都在胡思乱想，完全静不下心来。

当时的我无论是心态还是面对学习的态度，都处于非常矛盾的状态。一方面特别担心学习不好，考不上大学会让家人失望；另一方面又会想爸爸都没有了，我还学习干什么呢？学习又有什么用呢？

可是我又清楚地知道，没有持之以恒的勤奋刻苦，就没有出人头地的机会。

幸亏当时的我一直有写日记的习惯，许多话跟谁都不能说，谁也不能理解，只有默默地写在日记里。

每当这时我都会特别想念姐姐，我多希望姐姐能陪伴在我的身边呀，非常怀念天天和姐姐在一起的日子，喜欢听姐姐给我讲做人的道理、交友的原则以及如何面对复杂的社会，每当听姐姐讲到这些的时候，都是一种享受。

费斯汀格法则里说："生活中的 10%是由发生在你身上的事情组成，而另外的 90%则是由你对所发生的事情如何反应所决定。"

所以，想要改变总是陷在过去无法自拔的我，最终还是先要改变自己的想法。杂乱的思绪太多时，还是要先放过自己。

沉浸在对爸爸的思念中已经很久很久了，做什么都没有兴趣，似乎自己完全没有存在的意义。是时候唤醒沉睡的自己了，不能总是这样跟自己较劲，跟生活过不去。不断提醒自己要学会释怀，不能总是让自己陷入负面情绪中，既然无处可逃不如坦然面对。

当情绪低落，没有学习动力的时候，哈佛的校训中的一段话总是会浮现在我眼前："假如你想在毕业之后，在任

何时间、任何地点都如鱼得水，并且得到大众的欣赏，那么你在哈佛求学期间，就不会有闲暇的时间去晒太阳!”

原来那些让全世界都仰慕的哈佛学子，他们的优秀除了全力以赴地学习外，也完全没有其他的捷径。哈佛如此优秀的学子都在拼尽全力地学习，我还有什么理由不努力呢？既然没有找到更好的方法释怀，不如静下心来做好眼前的事情。放眼望去，外面的世界很精彩，就看你愿不愿意走出去了。

当我们对某些事情持有偏见或者是盲目抗拒的时候，或许错过的就是通往成功的一扇门。只有打开自己的心门，才能彻底改变认知，不然只能故步自封，把自己框在一个狭小的世界里。不得不承认，爸爸离开后，我把自己关在这个小世界里面很久很久，真的很辛苦。

可是人生最怕的不是面对挫折，而是沉浸在挫折中焦虑到无法自拔。之所以感到生活毫无意义，就是因为读书太少、视野太窄。竭尽全力地成全自己，才能拨云见日。

只有读书越多，才会发现自己越无知，当我明白这个道理的时候，看到很多课程感觉自己似乎从来都没有学过，这时才意识到我是沉迷了多久，落下了多少的课程。一定要让自己拓宽视野，只有看过更大的世界，才不会甘愿站在原地。

不必在意别人的眼光，也不必行色匆匆，更不必时刻要求自己光芒万丈，只需要做好自己。只有好好爱自己才能够保持强韧和美丽的内心。仰望天空那颗最亮的星，我坚定地相信，山河湖海值得去欣赏，更要相信这人世间总有一朵最美丽的花，是为自己而开的。

第37章
孤儿寡母无路可退

这人世间最近和最遥远的距离，是心与心的距离。而这个距离没有固定的标尺可以衡量。

时间虽然一直无言陪伴，却能见证真情、考验人心。父亲的离开让我们真切地体会到，不是所有的付出都能得到他人的真心。

曾经在爸爸病床前信誓旦旦的亲人，知道爸爸离开的时候，我们是欠着巨债的。或许是害怕我们去借钱，于是爸爸离开后，都像躲瘟疫一样躲着我们。

但是妈妈自强自立的性格，即使已经被这沉重的经济压力压得喘不过气来，也不会轻易向别人求助，更不愿给任何人添麻烦。

爸爸走了以后，家里的三轮摩托车就再也没有骑过，因为妈妈舍不得花钱去买汽油。宁愿自己辛苦一点，每天踩着人力三轮车去到那么远的批发市场批发蔬菜。

在那个最艰难的时刻，我们母子四人齐心协力、相互关爱、全力以赴的样子，爸爸在遥远的星空看到一定很欣慰。

姐姐为了减轻妈妈的负担，不论是节假日还是寒暑假都在外面打工。难得休息回来一趟，也根本顾不上跟我们说几句话，就急匆匆地去菜摊帮妈妈卖菜。

虽然已经处于高中学习最紧张的阶段，但是我们都打心底里心疼妈妈。不论谁，哪怕只要有一点时间，都会去给妈妈帮忙。

弟弟也因为爸爸的离开变得更加懂事，更加能体谅妈妈的艰辛。我们都有着同样的感觉，在爸爸刚离开我们的那三年，每天晚上都会思念爸爸。总是感觉爸爸并没有离开我们，只是出了一趟远门而已，早晚都是要回来的。

毕竟妈妈的岁数越来越大了，并且常年过度劳累，膝关节出现了问题，不能再蹬三轮车了，所以妈妈就没有卖菜了。

妈妈停下了卖菜的生意，我们家里就没有了经济来源，我们姐弟三人的学费都成了问题。于是，妈妈就去了一家餐馆，在后厨做洗碗洗菜这样的杂活。

一向勤俭持家的妈妈看到后厨摘下来扔掉的那些菜叶子很多都是好的，只是不太好看，还有一些肉类切下来的边角料，妈妈觉得扔了很可惜，就把这些都捡起来带回家来给我们做着吃。

不承想，这件事情被老板发现，小题大做，说妈妈这是偷盗行为，后厨的主厨们明明知道妈妈只是把这些扔掉的东西捡回家而已，大家都是看到的，却没有一个人替妈妈说话，让妈妈承受了很大的委屈。

记得弟弟当时说了一番话，让我们全家人都特别感动。弟弟说：“妈妈再也不要去那里上班了，我们宁愿天天只吃清水煮菜，也不希望你去忍气吞声受那么大的委屈。”

这让我们瞬间觉得弟弟真的长大了，知道体谅妈妈为了我们支撑这个家是多么的不容易。

弟弟还时常会想起一件让他对爸爸深感愧疚的事情。大概是在上初二的时候，有一天早上弟弟去上学，在校园里遇见爸爸去给学校的餐厅送菜，当时有很多同学来来往往的，弟弟生怕让同学看到自己的爸爸是卖菜的，所以假装没看到爸爸就走开了。

第二天弟弟走到学校门口准备进校园的时候，爸爸喊住了他。因为爸爸每天天不亮就出门了，所以早晨几乎是看不到我们的。爸爸应该是去给学校餐厅送菜时，看到正好到了上学的时间，所以专门站在那里等弟弟。

当时弟弟却生怕让同学们遇见了会很没有面子，正当弟弟想再次躲着爸爸走的时候，听到爸爸在喊他。

弟弟很不情愿地走了过去，看到爸爸一只手提着菜篮子，一只手从口袋里掏出来一把大豆给弟弟吃。结果弟弟很不耐烦地对爸爸说："你赶快回去吧，你到这里来干什么?"说完就径自走进了校园。

那个时候的弟弟正值青春期，是自主意识最强的时候，很在乎别人怎么看，完全没有考虑到爸爸的感受。可是后来弟弟每一次想起都会无比愧疚，后悔自己当时太不懂事儿，居然无视爸爸的爱与关心，更不应该那样对待爸爸，并且再也没有机会给爸爸说一声道歉。

所以，我们有幸还能陪伴在父母身边的时候，一定要尽己所能地多去关心和陪伴父母，不要给自己任何后悔的机会。

即使相隔比较远，也可以多打电话联系。父母总是会站在我们的角度为我们考虑问题，他们会觉得我们比较忙，或者总是心疼我们太辛苦，有什么事情都不愿意来麻烦我们。

不到万不得已，父母是不愿意向我们张口的，所以我们一定要主动地多关心和照顾父母，珍惜能够在一起的每一天。

年少时的我们经常会处在比较浮躁的状态。而浮躁事实上会让我们在遇到问题时选择得过且过，或者只顾着盲目地往前冲，结果只能是背道而驰。

我们对于成功者的判断标准，不是看谁跑得最快，而是要看谁最有耐力，坚持得最久。如果每一件事情都能认认真真、脚踏实地地去面对，就等于是给自己创造了更多新的机会，因为上天总是会眷顾更加努力的人。

在成长的道路上，没有什么捷径可言。在我们没有任何可以依靠的力量作为精神支撑之时，不可避免地会走一些弯路，会付出很多试错的成本。所以，并不是所有的努力就一定会有等值的回报。

无论做什么，如果选择错了，所有的努力都是白费力气，因为错误的努力比不努力还要可怕。所以我们每个人都需要给自己的未来设立一个正确的方向，并且给自己设定一个长远的规划以及非常详细的计划。

当然，我们不可能每一次制定的计划都是准确无误的，所以要给自己留有充分的试错和修改的机会。就像我们在写作业的时候，如果是选择用一支铅笔来书写，那么我们就可以准备一块橡皮，在有错误的时候及时去修改，给自己反复去练习和成长的机会。

如果想让自己成为一块闪闪发光的金子，那么就要想尽办法先提高自己的含金量。

靠自己脚踏实地，用专注的心态和积极的状态，全情投入面对挑战，未来的你一定会感激自己的全力以赴。

第38章

谁的青春不迷茫

我们通常会在经过时光的沉淀之后，发现旧时光中的那个自己，同样也是在竭尽全力地想把自己变成理想中的模样。

只是很多时候，遇到自己解决不了的问题时，会不知所措。

就像爸爸刚离开的那段日子，我总是强颜欢笑地把快乐呈现给大家，却不知该如何面对内心的茫然和孤独。

林语堂先生曾在书中写道：

“孤独两个字拆开，有孩童，有瓜果，有小犬，有蚊蝇，足以撑起一个盛夏傍晚的巷子口，人情味十足。

稚儿擎瓜柳蓬下，细犬逐蝶深巷中。

人间繁华多笑语，唯我空余两鬓风。

孩童水果，猫狗飞蝇当然热闹，可都与你无关，这就叫孤独。”

是呀，在这个人情味十足的世界里，所有的一切似乎都与我有关，又似乎完全与我无关。

每天夜里回到冷冰冰的房间，没有一丝生气，只能自己和自己说话，此时感觉自己的房间就像一座孤岛。

我不知道自己该做什么，也不知道还能做什么。

我没有心思学习，感觉自己一无是处。甚至我已经不想再去上学，不想看到同学们异样的眼光。

曾经以为时间会让一切渐行渐远，却不承想，随着时间的流逝，我却更加想念爸爸，被时光冲淡的恐怕只有当时思念爸爸的那种感受。

每次翻开日记，都会泪目。往事一幕幕浮现在眼前，只是同样的事情、同样的人、在不同的时间感受却完全不同。

姐姐，你在干吗呢？昨天糊里糊涂就睡着了，也不知道写了些什么，很想继续写，却没有力气再写下去。

姐，我觉得我完了。

学习学不到别人前面，还给家里人拖后腿。

我觉得我离她越来越远了。

我心里很急，觉得我怎么就没有用呢？要什么没什么，还总是让妈妈生气。

看着这样支离破碎的家，我很想爸爸，我想去找他。

有时候躺在床上翻来覆去睡不着的时候，我总是想，如果能跑到坟前痛痛快快地哭上一场该有多好呀。

你说我怎么那么那么傻呀，老是呆呆地幻想着一些根本就不可能成为现实的事情。

我不聪明，也不坚强，我总是那么脆弱。

稍稍有些不如意的事情，眼泪就掉下来了。

我真讨厌这样的自己，那么的软弱，那么的无能，但又情不自禁。

真佩服姐姐能够沉得住气，沉稳冷静，为人处世也做得那样好。

真羡慕姐姐身边有那么一帮好朋友。

有难的时候他们都帮助你，高兴的时候都邀你小酌，不开心的时候能找你倾诉。

而我身边的朋友所剩无几，有时候我真的恨自己好失败，为什么总是我去迁就别人？

有谁是对我真的好呢？

这样的真心朋友，甚至屈指可数。

这个时期的自己，完全没有自我价值感，时时处处看到的都是自己的不足，内心严重缺乏自信和安全感。

我一直认为自己是个很乐观的人，可是坐在补习班里，才发现原来自己什么都不是。

我的地理和数学成绩还是那样不尽如人意。

补习这么长时间了，觉得人家都在进步，而我还在原地踏步，一点进步都没有。有时候真的想放弃了，不想拼了。

可是花了这么大的代价，我不能说放弃就放弃。

所以我现在越来越讨厌自己了，谁让我以前落下了那么多呢？

姐姐，你骂我吧。

你说我吧，或许这样我心里会好受一些，不会那么自责。

有时候真的想狠狠地扇自己几个嘴巴子，让自己好好清醒清醒，周围的人都那么的乐观，又那么的自信，而我连给自己信心的勇气都没有。

因为贪玩，我失去了和爸爸说最后一句话、见最后一面的机会，让我留下了今生最大的遗憾。

有时真想结束自己的生命算了，活着简直就是家里的负担。

可是我舍不得，舍不得你和弟弟，还有妈妈。

你说我怎么那么窝囊啊？

想争一口气给大家看看，但连这点能耐都没有。

考试考得一次不如一次，脾气也越来越古怪，性格也那么软弱。

我对生活失去了希望，我觉得我的前途那么的黯淡无光，一点生命的色彩都没有……

2005年12月31日

好心疼自己在那些灰暗的日子里，完全找不到存在感时的那种无助，完全没有人能够理解。

那是不为人知的秘密，也是只有在日记中才敢对姐姐说的悄悄话。

姐姐是我在那段时间除了爸爸之外，最想念的人。

那些想说又不敢说的话，压得自己喘不过气时，就会选择在日记中对姐姐倾诉。

不得不承认，二十年弹指一挥间，我想不起流了多少思念爸爸的泪水，但永远没有改变的是对爸爸的想念。

人们常说，想让你的孩子成为什么模样，首先你要以身作则活出你想要的那个样子。

爸爸一直用他的真诚善良、宽容积极、努力生活的样子，为我们做着最好的榜样。

也是在一次次对自己失去信心的时候，想起爸爸妈妈为了我们努力打拼的样子，唤醒了迷茫不知所措的我。

于是，爸爸离开之后的每一个寒暑假，我和姐姐都各自出去打工，只为分担妈妈的重担。

这一次次的打工经历，让我真切体会到了，只有努力学习，才能摆脱生活的困境。

想要改变命运，就一定要努力学习。

也是因为一次次打工的经历，我逐渐尝试着把自己拉回到现实中，与自己和平相处。

青春的剧场上演出其不意的剧本，或许是来成就自己圆满的人生体验。

不问过程，只看结果。

如果始终对内心恐惧的事情念念不忘，以至于被它们奴役，不如给自己一个恐惧保险箱，把所有的担心都写下来，全部放在保险箱里。

告诉自己即使这些事情发生，也要继续去做我该做的事情，只是需要暂时把我的恐惧安全地存放在这里，等我完成该做的事情，我会来取走我的恐惧。

这时，就能放下恐惧轻松上阵，你会发现你所担心的从来都没有发生过。

只有站在阳光里，才能慢慢晒走黑暗。

而那束温暖的阳光是爸爸的爱，永远不会消失。

第六部分

星星总会发光

第39章
努力不一定会成功，但一定会拿到结果

或许在年少时，我们会单纯地认为，容貌是天生的，美也好丑也罢，也就如此了。却不知这一切都可以通过自己的经历以及所处的环境去塑造。

在高中的至暗时刻，如果不是妈妈给我帮助和鼓励，或许我会一直沉沦下去。

是妈妈在我最无助、最迷茫的时候，坚定地告诉我："如果不考大学，以后一定会后悔，妈妈现在就是再苦再累也要让你像姐姐一样，圆了你的大学梦，让你拥有一个不悔的青春。"

现在回想起来，妈妈这看似简单的几句话却充满了爱的魔力，让我重新振作了起来。

高三时期，老师们经常为了鼓励我们努力为高考拼搏，会告诉我们到了大学后就不用像现在这么辛苦地学习了，我们也会在老师的引导下畅想天堂般的大学。于是在高中的最后阶段，铆足了劲奔向了大学之路。

在上大学之前，我们判断一个人是否优秀，通常都是看他的成绩好不好，会直接以成绩作为判断一个人品行的标准，甚至会很自然地认为成绩好的人一定是善良的、值得交往的，成绩不好的就注定是要被冷落和嘲笑的。

我应该也算是受到这种环境影响的受害者吧。中学时期，一直都非常自卑、懦弱、胆小、谨小慎微的我，到了大学才终于把这种唯成绩论的思想包袱放下了。

因为对于一个大学生而言，看重的不仅仅是成绩，相对于成绩而言，综合素质更为重要。

大学管理非常自由宽松，可以随意安排课余时间，选择自己的选修课，还可以参加各种社团，闲暇时间还可以一直待在图书馆里。

我知道上大学的来之不易，我也知道我能来上大学，妈妈要承受多少艰辛，所以在大学里我会更加努力。

每天除了认真规划自己的学习之外，我还积极参加各种社团活动，从来没有把时间浪费在无意义的玩乐中。

报社团的时候，我被校新闻中心旗下的电视台和广播站同时录取了。这个意外的惊喜让我既矛盾又兴奋，因为两个都是我特别喜欢的。

在我感到不知如何取舍的时候，我同时向两边的老师申请加入了电视台和广播站，因为两边的老师都非常希望我能留下。

可是一个月之后问题就出现了，时间和工作性质发生了很多冲突。

经过了一个月的学习和体验，我静下心来思考，觉得电视台能够得到更多的锻炼。

因为在广播站就只能练习播音，而在电视台不仅要演播，还要撰稿和采访，更有助于全方位的锻炼和成长。

刚进电视台的时候主要是播报新闻，我要感谢妈妈给予我的好声音，再加上我不断努力，连续两届都被评为了

优秀播音员。

这个荣誉让我获得了升职的机会，不再像最初只是播报新闻的主播，而是要参与采访、主播和编辑以及后期制作，身兼数职，我成了专题栏目的主任。

现在还依稀记得我一个人扛着沉重的摄像机跟在军训的新生后面满场奔跑的时候，居然一点都没有觉得累，反而充满了力量。

当然在这个过程中也遇到了很多的挫折，比如经常会背不下来稿子，或者面对镜头时紧张得说不出话来。

可是这些并没有难倒我，我不停地练习，有的时候一段视频录一两个小时都停不下来，一直要练到熟练通关为止。

当一个人做着自己热爱的事情时，无论多辛苦都会认为不值一提。

在自己不断努力和精进的过程中，被领导认可是最开心的，我在电视台任职一年后，就已经成为导师，去辅导为新任务忙碌的学弟学妹们，我会尽我所能，把我的经验分享给他们，让他们少走很多的弯路。

每天的校园生活安排得满满当当，除了要把自己的专业知识和专业技能学扎实之外，我还一直坚持勤工俭学。

当时在我们宿舍有个一起报社团认识的学姐，她的英语特别好，而且一边上课一边卖英语报纸，当时我就对这件事情非常感兴趣，然后这个学姐就教我应该怎样卖报纸。

每天一放学，别的同学课余在宿舍聊天侃大山的时候，我从 1 楼到 7 楼一层一层敲门去推销报纸，只要不熄灯，我就不会回宿舍。

回到宿舍还要点灯夜读巩固当天的课程，并完成作业。我用蚊帐把床围起来，每天晚上卖完报纸回来就在里面点一支蜡烛学习。

卖报纸的日子对我的影响特别大，可以看到形形色色的面孔以及感受人情冷暖。

很多同学不买报纸也就算了，连句客气的话都没有，而且是非常嫌弃的表情和语气。甚至有些人打开门一看是卖报纸的，直接哐当一声就把门关上了。

我不仅在学校勤工俭学，而且在节假日放弃回家和妈妈团聚，留在超市里打工，只想帮妈妈缓解一部分的经济压力。

那段日子真的非常辛苦，也真的是很拼，却没有赚多少钱，而且没有人理解，也没有人可以诉说。

当时同学们都以为我卖报纸赚很多钱，都非常排斥我，觉得我是只知道赚钱的有钱人。

可是没有人知道，当他们一个月有 800 元生活费的时候，我第一学期只从家里带了 200 元，从那以后所有的生活费全都是靠我自己的奖学金和勤工俭学赚来的。

上了大学和高中就不一样了，不能再做独行侠，单打独斗地过关斩将了，而是要学会与人合作，还要一起完成课程设计，一起参加专业竞赛等，这些都是在锻炼我们与人合作和沟通交流的能力。

虽然我待在宿舍的时间很少，但是只要宿舍有事，我都会第一时间出现，所以我们宿舍非常有凝聚力，连续几年都被评为全校星级文明宿舍。

当一个人的价值得到体现的时候，就会对未来充满期望，也能够保持斗志昂扬的状态，如同刚入校时，脸上洋溢着笑容、心中充满了希望，对一切都保有热情，尽情绽放自己最精彩的青春。

只要用心做自己喜欢的事情，任何时候开始都不算晚，因为我们的生命就是在开拓中坚守，在坚守中创新。

第40章 恋人未满

情不知所起，一往而深。

爱情迷人，让古往今来如飞蛾一般扑向它的灵魂，难计其数。无论怎样的不幸，都阻挡不了人们对它的向往，阻挡不了人们向它追寻而去的步伐。其中有令人赞美的钦慕者，更不乏让人黯然的神伤者。就像一片美好的赤霞，有人看到朝晨，有人看到黄昏。

谁都希望和相爱的人一起慢慢变老，而不是争吵和疏远，但现实总是让人历经磨难，不由感叹人生若只如初见。

我想，或许每个人都有过一段爱情故事，从一见钟情到日久生情，从情窦初开到渐生情愫，从爱你如命到爱我如己，从两小无猜到青梅竹马。而我的初恋开始于大学第一次相遇。

赵赵是我的初恋，他是文史学院的，我是经管学院的，但我们都是学校学生会的。在一次外联部组织的活动中，我们相遇了。就像生活中时常会存在这样一种情形：尽管两条线路完全不同，两列列车在两条完全不同的轨道上行驶，却朝着同一个方向，还会在同一个车站停下来。他与我就属于这种情形。

起初，我并不喜欢他，甚至想要逃离。记得那是一个风和日丽的清晨，在我拒绝与他周末一同出校约会时，他竟然选择天蒙蒙亮时在宿舍楼下高喊我的名字，选择性失聪的我以为这样就可以让他退缩，却没承想换来一句舍友的调侃：“真心错付啊，痴情人总是被辜负，可怜赵赵等你一个上午。”

当面的拒绝虽然残酷，却是解决当下困扰最直接有效的办法。为了避免手足无措的大型尴尬现场，我手拿两个热水壶开始自然而然地进行了一场同学见面。

走到宿舍门口，我假装轻描淡写地说：“你怎么在这里啊?”

“我一直在啊，早上喊你好久了。”他纯真一笑而答。

“啊？我不知道啊？我现在要去打热水，不然我都不知道你在这儿。”

“这样啊，那我陪你一起吧。”

“行，那就一起去呗。”

就这样，我们一路闲聊，却又终究还是回归到主题纠缠不清。

我憋红脸，很小心地说了一句：“对不起，其实早上我知道你在楼下，但是我以为我一直不搭理你时你就已经知道答案，更何况我也明确拒绝了和你周末一同出去玩耍的邀请，所以我以为你能明白。”

“我不能失去你!”他那语气，像极了做错事的小孩，“我喜欢你，我一定会追到你，虽然我的家庭条件不是很好，从小就是在嘲笑中长大，因为我的爸爸是唇腭裂患者，最后忍受不住流言蜚语的打击卧轨自杀了，但是我没有被这种声音打趴下，我相信我可以改变命运，也一定会改变

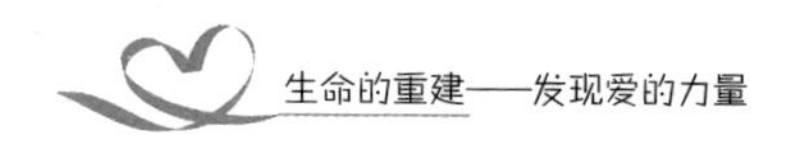

你的心意!”

人都有这样的脾性，凡是他愿意相信的事情，总是特别容易相信。他始终相信，精诚所至，金石为开，终有一天我会被他感动。日复一日，我已经分不清是被他的家庭故事感动还是被他的真诚感动，最终我动摇了。

我们对采摘不到的葡萄，总认为它是酸的，但有可能它分外的甜。可一旦到手，结局又是别样风景。为此，我向在我心里一直都是定海神针的姐姐寻求帮助。

我无助又忐忑地说：“姐，我在学校里遇到一个男孩，他特别善良也特别老实，最近一直在很认真地追求我，但他本人并不是我喜欢的类型。可我又渴望被人爱，我怕我拒绝他以后再也遇不到比他对我更好的人，我该怎么办?”

“成年人的世界都是自己做选择的，你现在有你自己做选择的权利和自由。”

毫无人情味的回答，如晴天霹雳般，让我愣在电话的另一端，而迷茫是我内心的唯一独白。

索求无果，只能硬着头皮自己作答，那便在琐碎生活中，找到一点爱情的真心吧。

而在不平等的爱情里，透支的绝不仅仅是情感。

我无所顾忌地享受着他对我的迁就、包容，以至于但凡出现一丁点不顺心的地方，就会以分手为要挟去发泄情绪里的不满，而他渐渐地也习惯了我说“狼来了”的口号，我也全程实力演绎着爱情并不反对任性，只是任性的人习惯肆无忌惮地享受爱。

终于有一天，我彻底毫无所惧，而他极端的爱情保卫方式，至今都让我心有余悸。曾几何时，我以为只有女生在面对爱情失利时，会深陷泥潭无法自拔，从未想过，到我这边却会经历角色互换。

当他意识到我真的想要离开时，他手腕处的一抹红色是那么令人胆战心惊，炽热到让我无法呼吸。

“我求你，别离开我。”他卑微地祈求着，不惜以极端的方式为代价。

我哭得上气不接下气，六神无主地说道：“你别这样逼我，我本就担心起初因为感动才在一起，会发生今天这样的事情，只是没想到今天这样的事情真的发生了，你却以这样的方式来强迫挽回，这会让我更加不知所措，不知道如何选择。如果不选择你的话，会伤害到你，选择你的话，又感觉伤害了我自己。”

我害怕自己再也找不到一个选择和他在一起的理由，害怕自己会再一次因为一个错误动机而做出错误的指令，更害怕在这段不平等的爱情里，最终迷失自我……于是，我想着他一遍又一遍的“我爱你”，一次又一次安抚着我颤抖的心灵。

原来，爱不总是温暖的、疗愈的，它也常常带给我们很多伤害。

同时，我们也常常会误以为主动代表万般迁就，被动势必毫发无伤。

这天我们如往常一般，吃完天水呱呱和然然（都是天水必吃的小吃）后，一起开心地逛街。

突然，一个无敌可爱的小公仔映入眼帘，我怦然心动，想要立刻买下它，于是询问老板价钱：35 元。这对当时的我们来说，很贵，可喜欢就是狂热，我不断与老板砍价，等来了意料之中的满意成交价格——15 元，也等来了他的一句："为什么你总是这么任性，总像长不大的孩子呢？15 元可以买多少呱呱和然然，够我们吃多少天的早餐，你能不能别任性！"

原来在他眼中，我居然是这样的形象。难道在爱情里最美的形象就是我们刚确认恋人关系的那个时刻吗？

为了减轻家里的负担，我在大一拿了家中 200 元生活费后就开始勤工俭学，自力更生，我怎会不知钱的重要性？怎会不知钱得花在刀刃上？

"今天你不给我买，以后我自己也会努力挣钱买，你记住了！"说完，我奋力地甩开了他的手，气冲冲地跑开。

看到我跑开，他似乎意识到有些不妥当，赶紧追过来说："对不起，我不该这样说你。"

"你是不是不够爱我？只是一个 15 元的公仔，你刚刚都不愿意给我买。"

"我当然爱你啊，我也不是不给你买，我只是觉得那个东西不值得。"

"你以为得我跟你在一起是为了你的钱吗？你觉你很有钱吗？你家比我家还穷，穷得叮当响！"生气时的我如一头发疯的豹子，口无遮拦。

他无奈地叹口气："为了一个 15 元的公仔我们怎么会这样？现在我就给你买回来！"

也意识到错误的我赶紧找补说："算了，一个公仔 15 元，确实是不值得，我们留着以后买呱呱和然然吧！"

那天彼此伤害又彼此道歉磨合，当再一次听到他很真挚地对我说很爱我时，我的心好像平静的湖面又泛起涟漪，我想和他一直走下去。我们会双向奔赴，会拿真心换真心，在诸多风险里一次又一次地相信。

在大学的美好时光里，在这些美好的事情里，我们选择一同携手走过三年，所有美好都可以翻倍。

只是美好都有戛然而止的时候，就在毕业后的一年里，我们分隔两地，互相承受着外界一次又一次的考验，应答着内心一次又一次的拷问。他想要结婚，而我想要在最好的年纪选择奋斗。

只是，有些傻话不但要背着人说，还得背着自己，让自己听见也怪难为情的。譬如说，我爱你，我一辈子都会爱你。

“我爱你，今年你和我一起回老家结婚吧!”他从天水跑到兰州对我深情地说。

“缓缓吧，才毕业一年，我们还是先奋斗事业。”

“最晚明年，我妈已经给我介绍了一个老师，对方同意，现在就等我一句话。”

“你就不能和我一起去外面奋斗吗？外面的世界真的很精彩。”

“如果你不和我结婚，我就和她结婚!”

他赌气的话深深地刺痛了我，我不明白为什么彼此相识、相知、相爱，却不能妥协相守?

我在逼婚的状态下赌他会一辈子爱我，最终却输得一败涂地。彼此相爱，本应是一件美好的事，可在现实中，我们却不得不面对这样的无奈。一别两宽，各生欢喜。

“你如果认识现在的我，也许你会原谅以前的我。也请别轻易放弃你曾经来之不易的爱情!”

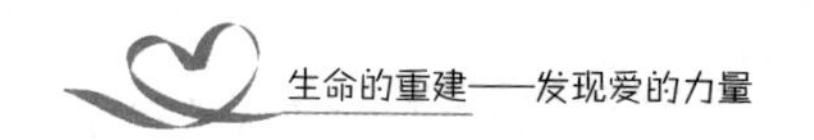

是不是很遗憾？我想，爱情最美好的时候往往不是热恋的时候，而是在经历了生活的磨难之后才真正懂得爱情。

曾经，我不惧远行，也不悔梦归处，只恨太匆匆！

一段好的爱情，是相互看见、相互成长、相互拯救，能克服万难，同时体现人自身的价值，保持人自身的尊严。

未来，我依然期待爱情，哪怕爱情里的矛盾难以避免。

第41章 世界以痛吻我，要我报之以歌

都说爱撒娇的女人最好命，又说爱笑的女孩运气都不会太差，我不爱撒娇但我爱笑，然而，我的命运却非常坎坷。

托尔斯泰写过这样的句子：

“每个人都会有缺陷，就像被上帝咬过的苹果，有的人缺陷比较大，正是因为上帝特别喜欢他的芬芳。”

是的，命运也是如此，有的人命运多舛，正因为上帝特别喜欢他的芬芳。从科学的角度来说，你在某一方面特别优秀，在另一方面就会比较欠缺。比方说，智慧的人可能身体比较弱，一个人方方面面都如意是很少见的。但意外，不会因为你善良或者优秀，就不会降临在你身上。

如果人真的是一个苹果的话，那么，每个人都逃不过命运的血盆大口。我对命运是这么看的：如果命运不存在，那我们就不必去管它；如果命运存在，那么存在的东西就必然可以改变。

有哲人说：“改变可以改变的，接受不可改变的！”我一笑，哪有什么是不可改变的？不可改变的一定是我们自己吧？

烟火人间，顺逆无常！

接受自己的不完美，也接受世界的不完美，甚至谅解命运的捉弄。释迦牟尼说：人命，只在呼吸间！

大学生活，总体来说还是比较顺利的，但也出了意外——我被车撞了，被送去了医院！明天和意外，这一次意外先来了。这已经是我这二十多岁年纪，遭遇的第4次面临死亡的事件了。面对死亡的次数多了以后，也不怎么怕，但对死亡的思考又更深刻了一些。不知死，焉知生！

死亡是结束，对于生命来说，死亡没有什么意义，不过就是让那些活着的亲朋好友对此感到惋惜罢了。但当我们直面死亡的时候，我们就会明白上天这样安排的用意：知道死亡的意义，才知道活着的意义，并且知道今后应该怎么活。

其实，从旷达的心境上来说那场车祸，我倒是有不同于世人的另一种观点：我觉得，车祸这种事，如果行人没有违反交通规则，司机也没有违反交通规则，好像谁都没有错的话，那车祸的伤害性是最大的，因为，大家都蒙受损失，不管是肉体、经济还是精神上的损失都难以弥补。而如果车祸中有过错方，也很难衡量损失该怎么弥补，答案就是没法弥补。但是，这个世界就是这样，谁都不希望发生的事，当它发生时，我们又不得不面对。就像是程序中的一个BUG，最高明的程序员也很难破解。

大明星胡歌曾经历致命车祸。他说："每当想起来我都会很自责。"2006年胡歌发生车祸，右脸、右眼等伤势严重，我想他那时对于死亡与生命的重生也有一番思考吧。

2006年接拍《射雕英雄传》时，胡歌在高速公路上发生严重车祸，伤及右脸、右眼，颈部遭玻璃割伤，缝了一

百多针，并先后在中国香港、韩国做植皮手术治疗。过了12年后，他曾表示有一段时间不愿意提及此事："因为那个车祸，我的身上背负了很多的光环，大家都会说，我勇敢地从那场车祸中走了出来，给了我很多溢美之词……我不需要老是贴着那些标签，但是不知道为什么，2006年是我的本命年，我是属狗的，然后现在是2018年，因为现在正好12年了，正好是一个小小的轮回吧，我会去思考那些事情带给我什么"。

我说胡歌的车祸并不是出于八卦，因为没有人会拿车祸来作为八卦的素材，也不是出于要用他的车祸与我的车祸做对比，因为我一个行走尘世的平凡女子，哪里能跟大明星相比呢？只不过，我看了相关的报道后，觉得胡歌是一个"暖男"，也是一个极致善良的人，在这一点上我和他是一样的，我们都是非常善良的人。如果"撞"与"被撞"、"伤害"与"被伤害"，让我再选择一次的话，我可能和胡歌一样，还是会选择后者，因为，我们本性就是这个样子的。古代的明君常说："万方有罪，罪在朕躬！"大概也是出于一种善良，如果世界一定要有噩运的话，我愿意分担一些。

泰戈尔说："世界以痛吻我，要我报之以歌。"

车祸的故事远不止这些，那个肇事司机没驾照，但我没有举报他，因为在我看到他那么害怕的时候，我的第一反应是：算了，不追究了。我说服自己，身体没什么大碍，就让他先行离开，自始至终也没有索要过赔偿。

但实际上，事后的一个月左右的时间里，我都是被闺蜜们从6楼的宿舍背下楼，再走很长的一段路才能到教学楼，闺蜜们还要继续背我到 4 楼的教室上课。每次换药也是咬着牙，强忍着撕心裂肺的剧痛，这种感觉就像打掉了牙往肚子里咽。

是的，有时候，世界对我并不是十分友好，我几次三番面临死亡。命运是非常神奇的，每一次都把我推向绝境，让我绝处逢生。都说“大难不死必有后福”，但我并不喜欢这种说法，我觉得应该反过来说，因为有“福”，所以大难不死。我们都是很善良的人，应该算是这冷酷世界的“福”人，正所谓“福人居福地”“吉人自有天相”，如此善良，再大的噩运也能挺得过去的吧?

面对不公的命运，有的人会选择报复社会，因为当命运在捉弄你的时候，你是找不到真正有意伤害你的人的，就像一艘空船，漂过来撞翻了你的船，你找不到出气的对象，就只好怪罪所有人。但大家对你的命运并不承担责任，所以，噩运，只是一种机缘，也是一种概率吧。死亡，并不可怕，可怕的是心死。我对这个世界永远抱有善意，所以，我的心永远是火热的。

有时候，我会想，假如我再一次走到绝境，也没什么，经历一次和经历无数次，也没什么区别。因为只要经历了一次死亡，就已经是对我的人生的莫大触动了。我想清楚了所有事情，我变得非常乐观与旷达：“假如，那次车祸我就死了，那一切好的、不好的就都结束了，世界与世上的所有人都与我再无关系。而我大难不死，那么今后收获的幸福就是赚的，今后遭受的一切不公与辛劳和一切的不如意，也都是赚的。”

车祸是小概率事件，但现在车越来越多，就渐渐成了

大概率事件。命运，并不是取决于在我们身上发生了什么，而是取决于在这些事发生了之后我们采取了什么态度与行动。

在得到幸福之前，我已经谅解了我的命运，而不是得到幸福之后，我才去谅解这一切。

生活中一点“小确幸”就能让我心底里的委屈、迷茫、无奈、孤独，在那一刻完全释放出来。

死亡，有时我们没有勇气面对；噩运，有时我们没有勇气面对；人生，有时我们没有勇气面对。对于过去，或许我们不能微笑面对；对于未来，我们一定要微笑面对。

每临大事有静气，从容回忆过往，微笑迎向未来！

第 42 章
让创业的基因绽放

相信大家都听说过勤工俭学，而三全其美，美在其中则是对其最好的诠释。在兼顾学业的同时用勤劳的双手撑起现实的苍凉，闯出一条属于自己的灿烂道路。

一天，我没有如往常般下了课就在学校里摆地摊，而是闲逛校对面一家名叫雅芳化妆品的门店，没承想，一场闲聊却让我开辟了人生的新天地。

原来，这家店的老板竟是同校学姐。顿时，满心羡慕、心悦诚服的情愫油然而生，不仅如此，当时的我更是产生了一个天方夜谭的想法：我也要。

“你是对面学校的学生吧？我们是同一所学院的，我是你的学姐。”

“天啊，你好厉害，上学就开店啦？”

“也是家里给的支持，当然我的能力也还行，积累了一定的客源。”

“你能教教我怎么做生意吗？”

“等我忙完再说吧。”

或许是穷人的孩子早当家，或许是我太清楚钱的重要性，又或许是一直以来，我骨子里都是一个目标明确且执着的人。

我默默地等待着，等到学姐忙完所有的事，等到她都以为我肯定走了的时候，只希望能与她有所链接。

有时，坚持不懈就是成功的起点。稻盛和夫曾说："要想把这件事情做成功，首先必须对这件事情抱有强烈地想去实践的梦想。人一旦有了某种强烈的梦想之后，就会千方百计地认真思考、寻求一个具体的实施方向、一步一步脚踏实地投身实践，这种正确的思维方式才是实现一切的开始。"

"那你说说你会干什么啊?"

"我什么都会干，下了课会在学校里摆地摊，我的学费都是自己挣的。"

"你还会干什么?"

"我会做美甲，跟舅妈的朋友学的。你这儿，要是客户在等、在闲聊的时候，可以给她们做。"

"这是没问题的，女孩子都爱美，关键是你的技术怎么样?"

"我可能没有那么精通……"话音未落，我就被学姐打断了。

"那不行！我这儿的客户大多是老客户，不好的话会受影响，我无法承担这个风险。"

"这样，我给她们免费做，等她们觉得我做的好了再收钱，等我收到了钱，也会分点给你。我妈妈说了，滴水之恩当涌泉相报，我不会忘记你对我的好的，你看这样行吗?"

"嗯……免费的话，她们肯定是愿意的。"

即使创业维艰，我也并没有止步于此，而是利用手上的筹码去改变现有的状况，完成更难的事。

对学姐而言，说出拒绝这番话是件非常困难的事，只有真心考虑，才会直截了当地将这样的消息告诉我。

对我而言，听这番话更痛苦。她说这番话的目的是：面对逃脱不掉的失败厄运，我要在情感上先做好准备。

而通过看似不可能实现的创业过程，我也给你们分享一个重要的经验：任何情况下，创业者都不应计算成功的概率。初期阶段，你必须坚信，任何问题都有解决办法。而你的任务就是找出解决办法，无论这一概率是十分之九，还是千分之一，你的任务始终不变。

自强者打不倒，自弃者扶不起。

我的制胜筹码“免费做美甲”只是完美地抓住了客户的两大心理：一是女人都是爱美的；二是人总是爱吃免费的午餐。

学姐的默认也让我开启了给其客户免费做美甲之路。

起初，因为技术不成熟和自我要求高，我画一双手常常要花费一整个下午，当出现一丁点不满意的地方，都会当即重新来过，即便姐姐们都觉得很好看了，可有着工匠精神的我却坚持可以更完美。

我很珍惜我的每一个客户，哪怕是免费的。

“你画得真好看，比我去市里画得都要好看，以后不去那么远了，就在你这儿画。”

“哇，你画的小燕子真逼真，真可爱。”

“画得这么好，你居然不收钱?”

“你画得这么好不收钱，我都不好意思，赶紧说个价。”

“我也要在你这儿做美甲，先预约。”

……

好评如潮，火速出圈，我的内心除了开心就剩感动。

时光荏苒，我从画一双手要画一下午到只需画两小时乃至更短时间，口碑也慢慢做起来了，姐姐们开始主动提出付钱，可我依旧没有选择收费，继续口碑营销，等待有一天真的学成出师，问心无愧。

当没有顾客时，我就在纸上不停地练习并研究如何让美甲与众不同。

事实上，不论是个人还是公共机构，想要成功，都必须垂直进步也称深入进步，意思是要探索新的道路——从 0 到 1 的进步。

那时的美甲项目并没有如今的成熟机制，也没那么丰富多彩的花样可以选择，只有简单朴实的玻璃指甲油，连烘干都是静置。可我在原本的美甲项目中加入了自己研究出来的各式各样的造型花样：指甲上画小秋菊、小燕子、小月亮、小星星……这在当时是非常罕见的。

渐渐地，有人预约我去宿舍服务或是到我宿舍来做美甲，这让我意识到时机成熟，为此，我有了人生第一张带有价格表的个人名片和第一个蓝色美甲工具箱。

俯仰之间，我的美甲价格从一双手 10 元慢慢涨价到 50 元、68 元，乃至后来项目增多，提供套餐服务：贴甲片+画造型，收费更是达到了 200 元左右。

我开始有些怀疑，我配收这么多钱吗？

我不停地否定自己的劳动成果与她们连绵不绝的赞扬和付钱时的大气爽快形成巨大反差，这让我的内心得到一

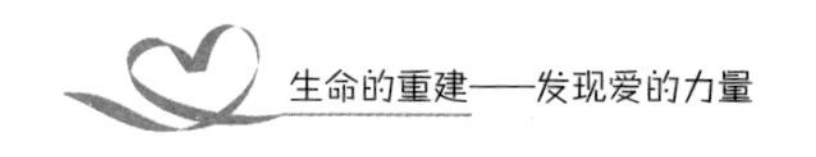

种前所未有的幸福感和自豪感。

仿佛我手里拿到的不是金钱，而是她们的认可、鼓励、欣赏，这种自我成长、自我价值、自我肯定，时至今日，我都认为是人生中千金难买的双倍快乐。

就当我毫无保留地和室友、同学分享我的快乐时，却被有些人道德绑架。她们理所应当地享受着我的成就果实，嘴里喊着给我起的绰号“老板”，时不时还调侃一句“不务正业还能挣钱，好开心”，这如一把锋利的匕首，插在了我的心尖。

可我选择一言不发，因为比起滔滔不绝，一言不发更有力量，比起锱铢必较，一笑而过更有姿态。

正如有句话所说：“懂你的人不言而喻，不懂你的人百口莫辩。”

“不是你们说的这样，你们没有看到我背后的努力和付出，她们认可我时，我发自内心的幸福感和喜悦感也无法感同身受。作为与我共处一室的亲密舍友，不说你们真正了解我，但也请不要用误解和批判的眼光看待我。我买好吃的给你们只是单纯和你们分享，毕竟我们是舍友，都曾互相帮助过。我的行为也不是炫耀有钱，而是感恩你们对我的点滴友好。”

没有经历过无边黑暗的人，永远也不会知道光芒万丈的背后有着怎样执着的追求与奋斗，只有经历过艰辛蜕变的人，才会真正懂得他们的使命与责任以及与众不同的热情与思想。

后来，随着学姐毕业，门店关闭，我短暂的美甲创业之路也宣告暂停，但创业的基因早已埋下，未来终将绽放。

短暂的离别，不过是黎明前的黑暗。

生命来来往往，总有人与你不辞而别，也总有人与你不期而遇。生活还在继续，不负过往，请你前行！记住，不要因为一时卡住了，就停滞不前，你永远可以做些什么，往前走！

愿你、愿我，都能身穿铠甲，披荆斩棘，磨砺成自己的榜样！

第 43 章
高光时刻会晚到，但不会缺席

大学时期，高光时刻还挺多的，但我最在意的还是获得国家奖学金。国家奖学金的意义对我来说是非常重大的，不但可以给我带来物质上的基本保障，而且从某种程度上来说，也是国家对我这样品学兼优的学生的一种肯定与鼓励。

国家奖学金是一项综合奖学金，是根据你的考勤情况、考试成绩、社会活动等方面做出综合的评估，就是综合方面的表现优异，才能拿到。所以，能获得国家奖学金，就是我在大学期间的高光时刻，得到国家的肯定，对于我来说当然是莫大的鼓励，内心深处感到无上光荣，也会更加勤奋地学习和锻炼自己的本领。

国家奖学金是一次非常全面的评选，因而，就不单单是奖金，其实是对我们综合成绩的一种评估，所以能被评上，是让人非常钦佩和羡慕的事情。那一次奖学金是 8000 元，对于大学生来说，这已经是一笔不小的款项了。

只是我没预判到，我的国家奖学金名额却被一个“关系户”给冒名顶替了。

就在我满心欢喜，等着学校最终公布获得国家奖学金的人员名单的时候，舍友告诉我，我的国家奖学金被别人顶替了，这也让我初次感受到社会的险恶。

这样的事情放在职场中或许很常见，但是对于一个学生来说，无疑是很大的身心伤害。那是我第一次感受到什么是不公平，舍友们都为我不值，我也为此难过了很长一段时间，有些心灰意冷。

但很快，我就想通了一件事：只有经历过不公平，才会知道公平的可贵。

虽然与国家奖学金失之交臂，但一切都值得感恩，因为只要你足够努力，自然就会发光，至少在这个过程中我的能力得到了全面提升。

自己可以发光，又何必等着被照亮！

其实，在大学里，成绩只是很小的一方面，综合能力的提升才最重要。

对绝大多数人来说，高中阶段无论使用什么方式，最后对标的都是高考，而高考这件事基本遵循着“努力学习→分数上涨”的规律。尽管学习效率不同，但努力学习能带来好成绩这点毋庸置疑。

大学则不同，每个人的目标是不一样的。有的人想着毕业后考个公务员，然后安稳地过日子，或许将来可以从政；有的人想着在大学学到一些本事，将来自己创业当老板，实现财务自由；有的人想着要出国，去见见世面，找寻更大的可能性；还有的人想着继续考研、考博，将来或是进研究所，或是自主创业等。总之，摆在我们面前的路有很多，而我们每个人努力的方向也是不同的，但专业知识一定要学，通用的技能也是一定要学好的，比如英语、演讲、组织活动的技能等。

因此，大学不仅有比学习更重要的事，甚至学习本身也跟高中时期不一样，有了微妙的变化，我们学习的面拓宽了，而且更加有针对性了。

学习，是一种投资。

在大学里，“60分万岁”由一种被批判的“消极懒惰混日子的态度”变成了一种策略。60分是为了拿毕业证，但我的时间要用在对我人生目标有更大帮助的事情上。如果只是拿到60分的话，说明你的学习能力不怎么样。没有学习能力也会阻碍你未来的发展，好学生都是全面发展的，不会说某一方面只是刚好达标。如果能非常快速地学好一样东西，那么你学别的东西也一定特别快。

说白了，一切为人生目标服务。

有个前提：你要对自己的目标有一种确信。也就是说，知道自己以后非干什么不可，或者知道自己以后绝对不会干什么。要基于能力、兴趣和形势来综合制定自己的人生目标，避免随意决策，并以它指导自己的大学生活。

我那时也不知道将来要做什么，于是给自己定下了“全面发展、多点开花”的策略，做到品学兼优，而且各方面都表现优异。

大家都说高中苦，实际上大学也不轻松。

记得上大学之前，几乎每见到一个学姐，我都会激动地询问大学的生活。其中频率很高的一个问题就是：大学比高中累吗？而这个问题，我读完大学后，自己可以给出确切的答案：累，累多了。

为什么会比高中还要累呢？是因为学习的课程变难了吗？是因为竞争对手变强了吗？是因为开始有科研的压力

了吗？是因为要忙于各种课程之外的活动吗？这些大概都是原因之一吧。至少这些都让大学的学习变得比高中时更加困难、更加复杂。

高中生活其实是幸福的，因为只需要好好学习，好好考试，不用思考未来。

大学不一样，除了身体累、脑子累，还要加上一条，那就是：心累。

进入大学后，面对着自己完全没有接触过的专业，面对着一片混沌的前景，可能大多数人都有过那种极度迷茫的感觉，遥望着不太遥远的未来，缺乏安全感，缺乏方向感。

我的未来我做主。

为了对自己的未来有掌控感，我付出的时间和精力是别人的几倍，学习各种技能，锻炼各种本领，同时也不忘了维系与同学的感情，方方面面都要做得完美。

大学，在我看来，是一种建立自信、构建独立精神和长大成人的感觉。

长大成人，并不是一件简单的事，隐藏着对自己未来的沉重的责任，隐藏着无数个日夜的前后思量，辗转反侧。

有时候会想，让别人替自己决定一切，替自己选择未来，或许就会轻松很多吧？

但自己的未来，岂能由别人来决定？

花上几个小时与题库奋斗，花上几个小时提前写好要提交的实验报告，花上几个小时提前写完还有两个星期才要提交的论文，在大学里，我总是以一种积极的心态去做所有事。

没伞的孩子，要学会奔跑！虽然国家奖学金的公布名单里最终没有出现我的名字，但能被评上，已然是我大学里小小的“高光时刻”，我相信努力奔跑，总会比别人先实现目标。

天穹上有无数颗星星，凭什么我不能是其中最亮的一颗？

第44章 友情始于相互欣赏

大学之前的友情和大学之后的友情有什么不一样？大学之前的友情，没有太大的界限感，也不会在意对方的家境。大学之后，物以类聚，人以群分，大家在选择朋友的时候有自己的标准。不过，这样也很好，本来友情就是始于彼此的认同与相互欣赏。

上大学时，我学的是财务专业，但我在市场营销班有几个关系特别要好的朋友，原因是大家志趣相投。我们经常互相串门留宿。当时，我和刘丹、杨洋的关系最好。

前面提到的那场车祸，实际的场景是，当时我男朋友要参加考试，那天我穿着高跟鞋去送他，望着他走进考场的时候我心情很复杂，因为那次考试对他来说特别重要，事关毕业后我们的未来，我也悬着一颗心。

当时，我全然处在思绪万千的状态中，毫无方向地在街上游荡，结果一下子就被车撞了。

医生诊断说骨头都好着，主要是皮外伤比较严重，脚部没有大碍，就是被缠了很厚的绷带，一层一层像木乃伊一样。

虽然只是皮外伤，但行动却很不便。

那时候我们宿舍在八楼，又没有电梯，刚开始都是男朋友背我上下楼，之后他一个人忙不过来，都是这几个闺蜜帮忙。

她们找自己的男朋友来背我，其中一个闺蜜就是杨洋，那段时间，她的照顾让我倍感温暖，什么是患难见真情？我想这大概就是吧。

那时候的闺蜜情，真的很纯真。

另一个闺蜜刘丹，那段时间每天把我抱在怀里，让我睡在她身边，像亲人一样。医生要求我睡觉的时候脚要搭起来，而且每天都要拆绷带，擦拭换药，她们都亲力亲为，那个画面现在想起来还是非常温馨，她们就像家人一样照顾我。

刚开始的时候，绷带最里面的那一层总是会粘在脚皮上，每次揭下来的时候，疼痛感撕心裂肺，我都是两只手死死抓着床沿，看到我这样的反应，刘丹就会抱紧我，杨洋就会讲故事、讲笑话转移我的注意力，当时如果没有她们在身边，我真不知道怎么挺过去。

那时候，大家的感情是细水长流，在日常的关心和照顾中，变得非常融洽。我们之间还有很多有趣的故事，这些故事也一直是我内心深处最开心的时光。我们一起织毛衣，一起畅聊梦想，一起努力学习。毕业的时候，我们还彼此约定将来每隔一段时间都要聚会一次。

但现实有很多的无奈，毕业之后大家相聚的时间真的少之又少，每个人都变成了在拥挤的人潮中不停赶路的人。

大学时光，总是那么美好，以至于在往后的岁月中总想回去看看。

大学里，我们会经历许多的事，遇到许多的人，会与

某些人相识、相知、相交，在大学里认识的这些小伙伴们，会成为我们一生的朋友。

曾经青涩的时候，一起做过很多傻事，也见证过彼此的高光时刻，并相互欣赏、鼓励。从青涩到成熟，一路相伴的彼此是无可取代的。谢谢你们，我的闺蜜和朋友们。

在万籁俱静的深夜里，在雪花飘飘的冬日里，在广袤无边的天穹下，每当我回想起大学时光，最先想到的，总会是你们，真想回到大学时光，那时你在笑，我在闹，永远是亲密无间的。

友情和亲情、爱情一样，令人捉摸不透。友情，也许只是一种温暖，一份默契，但友情也是非常具体的，具体到一个微笑、一个拥抱、一次握手……

大学的友情是怎么样的？它平凡，人人可以拥有，但也贵重，一旦失去，难再拥有；它尊贵，被各种各样的人捧上宝座；它卑微，随时可能被人们忽视；它没有亲情的血浓于水，也没有爱情的卿卿我我，它来自平凡的生活，是一种彼此的认同与相互的欣赏，同时也是相互关怀与相互成就。

不管你承不承认，人这一辈子，你得信这一条：留得住的不需用力，留不住的不需费力。

或许，总有一些人，走进了你的生命，轻轻地来，静静地走。你始终无法参透，那个谜底一样的他。

真正的友情，不需要去猜，是那种稳稳的、安心的、暖暖的感觉。

英国诗人赫巴德说：“一个不对我们有所求的朋友，才是真正的朋友。”我想套用一下他这句话，即“一段不对我们有所求的友情，才是最好的友情”。

这让我想到一个故事：北宋的范仲淹因主张改革，惹怒了朝廷，被贬去颍州。当范仲淹卷起铺盖离京时，一些平日与他交往甚密的官员，生怕被说成是朋党，纷纷避而远之。有个叫王质的官员则不然，他正生病在家，闻讯后，立即抱病前去，大摇大摆地将范仲淹一直送到城门外。在那一人犯罪株连九族的封建社会里，王质能做到不计个人利害得失，真诚待友，和那些见利忘义之徒相比较，实在是难能可贵。对范仲淹来说，谁是真朋友，谁是假朋友，此时此刻，也就一清二楚了。

大学时期的友情也是这样，不计个人得失，完全是出于对彼此的好感、对彼此的认同与相互欣赏，因为喜欢，所以关心，因为关心，所以友情得以开花结果，并且毕业了，还能延续这份情意。

大学时期的友情很纯粹，因为没有利益瓜葛，值得一辈子珍惜。

大学时期的友情始于认同与相互欣赏，终于纯粹与长久。

第45章 努力才有可能“开挂”

在大学里，我除了参加各种活动，拿奖学金外，还参加了很多社会实践，为日后进入社会打拼出自己的一番天地，打下了坚实的基础。

“纸上得来终觉浅，绝知此事要躬行。”

人不仅要在书本上训练自己的思维，更重要的是在实践中历练，只有这样，我们的能力才能提升，才能把自己锻造成一个真正的有用之才。我深信“天生我材必有用”，我也相信，再好的底子、再强的天赋，也要在实践中去磨炼，只有这样，才能为日后取得成功打好基础，基础牢不牢，才是成功与否的关键。而知行合一是很重要的，学到的知识，只有通过实践的磨砺，才能真正转变成有用的能力。

社会实践是大学生走向社会很重要的锻炼环节，学校安排的社会实践我必参加。穷人的孩子早当家，在大学里，我经常勤工俭学，这样不仅可以锻炼自己，而且还可以赚一些钱，帮家里减轻负担。学习与实践相结合，这就是最高效的学习方法，知识的力量往往通过实践才能表现出来。知识是有价值的，在实践过程中，我才发现知识的重要性，因此更加勤奋地学习。学习与实践就是在这样的过程中完美互动，互相促进，让我的大学生活过得更加有意义，也更加有价值。

我觉得，当今社会的竞争是人才的竞争，随着人才被推向市场，大学生的自我优越感将逐渐消失，发展方向更加扑朔迷离。但我提前进行了各种社会实践，让自己学到了真本事，有真本事在身，无论日后涉足哪个行业，自己的内心是不迷茫的，是有底气的，不管做什么事，我都有知识、有方法、有能力，意志、品质方面我也不欠缺，所以，我就比同龄人更有底气走向社会，去追逐自己的梦想。社会如江湖，但我的内心并不彷徨，就像一个侠客，我已经配好剑，我已经练好武功，我已经对社会了如指掌，我对未来充满期待，未来一定有很多美好的事物在等着我，我信心十足，我对自己充满期待，我每一分每一秒都在遇见一个更好的自己。在实战中可以更快速成长，真可以说是一日千里。

我体会到，适应时代的要求，不仅要具备丰富的专业知识和高超的业务水平，更须具备一定的综合素质。我参加实践活动，走向社会，就是为了开阔自己的眼界，积极投身到社会的洪流中去，这样我才能在将来的职场中游刃有余。同时，通过丰富的社会实践，我不但磨炼了自己的能力和意志，而且也为社会做出了贡献。我的社会责任感增强了，我觉得只有当我们每个人做好了自己，同时为社会尽一份心、尽一份力，整个社会才会越来越美好，因为社会的发展靠的是我们每个人的发展。

我觉得社会实践是我大学生活中很重要的一部分，是巩固所学知识、吸收新知识，发展智商、情商、财商的重要途径。它不受教学大纲的限制，我可以在这个“社会课堂”里自由驰骋，发挥自己的才能，开创自己的事业。在学校里，以学习为主，在学好和掌握好科学文化知识的基础上，在各类丰富的社会实践中磨炼自己，锻炼和提高自己的工作能力和适应能力、社交能力，以及抗挫折的能力。

丰富的社会实践活动，充实了我的大学生活，活跃了我在大学时的学习气氛，拓宽了我的视野，并使我掌握了丰富的有用的实践技能，这些都让我终生受益。在参加社会实践活动的过程中，我学到了很多在学校里学不到的知识，积累了很多在书本里学不到的社会经验。

时代的脚步风风火火，科技的飞速发展和社会的不断进步给每一位大学生提出了更高的要求，要适应新的市场环境对人才的需求，不仅要具备知识，更要具备实际工作能力；不仅要具备智商，更要具备情商和财商；不仅要懂理论，更要有实践。所以，只停留在书本上是远远不够的，大学生要不断走出去。

“纸上得来终觉浅，绝知此事要躬行。”投身实践，历练身心，你离成功只有一步之遥。

第46章 是天赋，就不要埋没

其实，每个人都拥有天赋和才能，可天赋这个东西很调皮，它不是必然显现的，因此常常不被我们了解和发现。

但天赋不会消融，它只是错过了那个“适当的时间和适当的环境”。

对一个饱受生活摧残的中年人，或是一个垂垂老矣的老人来说，他们身上的天赋还在，一如他们天生而定的基因序列。

但如果你到了中年甚至是老年才发现身上的天赋，其实就已经迟了。中年人囿于琐事，没有充分的精力去把天赋转化为实践。老年人困于寿限，没有足够的时间去触摸天赋的极限。

天赋只是种子，而种子是有保质期的，也是有生根发芽的必需条件的。当一株植物还是种子的时候，我们可以根据种子的种类去判断它在理想条件下可以长成什么样。但是否能顺利生长还是要看它在生长过程中获得的养分、阳光和水。

人生的荒谬之处就在于，也许你是一株喜水植物的种子，上天却把你洒在了一片戈壁或沙漠。

在无法发现自己的天赋的时候，往往其他人可以帮助你发现。

当我们能以一种便捷的方式来发现自己的天赋时，就可以更好地应对未来的挑战。

我刚上大学时，迫不及待地就想参与各式各样的社团活动。为了丰富大学生活，扩充人际关系，我开始报名，可进入社团是需要面试的，当然通过率也是极高的。只是有一个社团——新闻中心，不仅面试程序复杂，通过率还极低，在几百人的筛选中，一个学会计专业的我居然被选中了，心里是又惊又喜。

而新闻中心不单单只是一个组织，下面还有两个分支，一个是以声音为主的广播站，另一个则是需要出镜的电视台。由于我的声音异常出色，两个分支负责的老师都希望我加入他们的队伍。可鱼和熊掌不可兼得，在权衡利弊后，最终我选择了可以提高综合能力的电视台。

可对一个非专业的播音人来说，这条路并不是那么好走。

当我面对镜头时，却怎么也想不起来早已背好的稿子，社团的其他成员就陪我一起加班加点录节目，因为只有我播报结束才能进行后期剪辑，才能编辑成文。可当我越想做好一件事情，事情反而变得越糟糕。久而久之，抱怨声、质疑声开始在我耳边时不时地出现。

有时候受点刺激不是坏事，要是化解得好的话，会让人的内心更强大。

诚然如是，我一遍又一遍地告诉自己：不行就从头来过，我绝不认输，更不会低头。

于是，我开始不停地练习，1 遍不行就 10 遍，10 遍不行就 100 遍，慢慢地，我终于可以流利地讲完新闻稿，身边的人也开始夸赞我。

从始至终，对我而言，重要的从来不是流言蜚语，而是挺住就意味着一切。

后来，我连续两届被评为优秀播音员，后期成为专题栏目的主任，身上的担子越来越重的同时，掌握的技能也越来越多，可以一个人化妆主持，可以一个人扛着设备完成拍摄任务，也可以一个人完成文稿编辑，更可以一个人完成采编播一体化工作。

在电视台的每时每刻，我总是热情洋溢，幸福感爆棚，仿佛身上有用不完的精力。这不仅是因为我的身影出现在校园的 LED 液晶显示屏幕上，还因为看到主持校《每日新闻》的我，内心就会不由自主地被一种叫价值感的东西充实，更是因为我发现了自己的天赋。有天赋，就不要埋没。

天赋之于人，就像水之于鱼一样，它让你浑然不觉，却让你在做某件事情时能产生强烈的共鸣，促使你发自内心地做自己。顺应天赋，会让你精力充沛，除此之外的事情就都是在消耗你的能量。

大多数的人还没有找到这种感觉，他们活得并不快乐，生活对他们来说只是熬日子。

但属于你的天赋，依然是你的保护伞、你的守护神、你信心的基石和命运的灯塔。

就好像《哆啦 A 梦》里，大雄每次考了零分，所有人都觉得他啥也不行的时候，他依然知道，至少自己能翻出最好的花绳。

翻花绳不能帮助大雄考高分，不能帮助他赚大钱，不能帮助他在学校里获得很多人的喜爱，但可以让他笃定自己有存在的价值和意义，绝非一无是处，绝非毫无天赋。

后来我们都知道，大雄成了宇宙第一神枪手，恐龙的拯救者，云端国度的国王，机器人军团、植物星球和玩偶星球永远的朋友，平行世界的创世者和救世主。

但这所有的一切，都是从他知道自己有翻花绳的天赋开始的。

那一刻基因觉醒，命运的齿轮开始转动，手里的红绳轻巧地打了一个结。

所以，不要放弃，朋友。

你有你的世界！

第47章 其实贵人就在身边

贵人，原是古代皇帝妃嫔封号之一。

现在，常把贵人用作对自己的人生有很大帮助的人的尊称。比如我们常说的“有贵人相助”或“出门遇贵人”。

人生最幸运的，从来不是赚了多少钱，也不是手握多大权，而是能遇到一些贵人。给了你温暖和帮助，让你在生活各方面发生质变或者跃变的人，就是你的贵人。

探寻古今中外许多成功者的踪迹，不难发现一个规律，那就是在其人生中，几乎都得到过贵人的相助。

或被人意外发现才能一飞冲天，或受人资助走出经济困境，或被高人指点而智慧顿生，或被人赏识而使人生轨迹发生巨大转变。

而那时大四的我则属于另外一种情况：在众多贵人同心协力的帮助之下，我主动出击，改变了自己的命运。

在面临毕业后该何去何从的窘况时，学校组织了一场大学生就业论坛活动，并邀请了一位毕业多年，现在是多家分公司的CEO的学姐担任演讲嘉宾。

她是我在人生的十字路口感到迷茫困顿时，指引我走上梦想道路的贵人。

演讲中，学姐从开场到结束全程微笑，自信阳光。谁能想到，她那看着乐观的外表下，其实掩藏着几多辛酸和无奈。

我出身农村，小的时候家里非常穷困潦倒，后来好不容易长大，和心爱的人结婚，本以为人生圆满了，却在婚后的世界里输得一败涂地，连着儿子一同被我的前夫家暴。

那一刻我感觉自己的人生一片漆黑，伸手不见五指，无比痛苦，最后以离婚收场。迫于生计，我只能一个人带着儿子一路南下。

最后，我来到了人们口中“遍地是黄金”的深圳，我发现深圳好大，车水马龙，灯红酒绿，可这些都和我毫无关系，我只是很好奇深圳的那些人怎么这么有钱。

后来，我通过培训学习改变了自己的认知，再苦、再累、再难，我都不曾停止学习。

没有钱，我就带着孩子打好几份工，半夜端盘子、给人洗碗，什么脏活累活都干，最后我直接跑去给培训老师当助教，为了卖老师的课程，我更是背着孩子一家一家地敲门，就这样，慢慢地，我积累了一定的人脉和客户。

那时心里也开始有了一些别的安排，自己逐步开始研究课程，并开发了一套属于自己的课程体系，希望通过我的亲身经历和一些人生解读，给到别人激励和启发。

而这一路的升级打怪，最终让我有了第一个员工、第一家公司。为了乘胜追击再发力，我又紧锣密鼓地到其他城市演讲，开公司。

如今，我已经是很多家公司的CEO，也收获了一段新的爱情，和现任有了一个女儿，组建了一个非常幸福的四口之家。

其实，生命就是一段旅程，也一定是一个螺旋上升的过程，它不会让一个人一直处在低谷当中，总会有那么一个时刻，你会遇见生命的曙光，它会带你走向生命最明亮的地方。

深圳就是让我从丑小鸭变成白天鹅的地方，而我的那段人生经历则是我人生的转机。

我之所以会成功，是因为对成功抱有强烈的愿望和坚定的信心，以及付出不亚于别人的努力。更重要的是，我拥有一种成功的心态，它是人生命运的控制塔，也是我们唯一能够完全掌握的东西。

听了她的故事，我想说这像极了母亲带着我们三个孩子孤苦无依的生活故事，只是我的母亲没有学姐那样的认知与机遇，那我便要做那个传递正能量的人，我渴望有更大的人生舞台。当时心里就有一种无比强烈的信念：我要成功。

这就是人的生命中的一种能量，它使你不安宁。说它是欲望也行，幻想也行，妄想也行，总之它不可能停下来，它需要一种表达形式。这种形式可能是逆流而上，可能是背水一战，也可能是负重前行，只要这种形式和生命里的能量吻合了，就有了一个完美的过程。

活动结束后，我们就开始着手毕业论文的研讨以及拍摄毕业照，然而我却放弃了毕业照的拍摄，毅然决然地踏上了属于我的背水一战。

可这个结果是来之不易的。当时系里刘佩莉老师的手里只有一个推送到深圳一家国企做会计的名额，而早已被学姐勾起欲望的我，一门心思想去深圳，我要争取这唯一的名额。

可当时我的会计专业成绩并不是班里最出色的，老师对我也没有深刻的印象。相反，另一位名叫崔鸿艳的同学，不仅成绩优异，而且和老师的关系非常亲密，这种情况下我要如何逆风翻盘呢?

常言道：朋友多了路好走。善待朋友，诚心交往，说不定有朝一日你的朋友就会成为你的贵人。

崔鸿艳也是我非常要好的朋友，和她真情流露地攀谈以后，她告诉了我老师的家庭地址。

“我这次一定要去深圳，可就一个名额咋整啊?”

“你那么想去吗？如果是这样的话，我可以帮你问问老师的家庭地址，到时候你就去她家说一下你的想法，要是在学校的话，有那么多同学在，老师不方便和你去聊这些。”

崔鸿艳的支招让我在逆境中寻得突破口，对我而言，她便是我遇到困难时，给我雪中送炭的贵人。当然，我的室友罗晶菲亦是。

我害怕独自一人去拜访老师，便拉着罗晶菲一同前往，路上，我不停地问她：“如果我被老师拒绝了怎么办？你快给我支支招。”虽然她也是想去深圳大军中的一员，但是依旧无私地给我想办法、提建议。

最后，老师的推荐举动更是让我不由感叹：靠山是你成功路上的贵人，借助靠山的力量，能让你更快地接近成功的彼岸。

“咦？怎么是你？你怎么知道我家？”老师对我的出现大吃一惊。

“那也是费了九牛二虎之力才找到的，老师，现在会不会不方便啊？会不会打扰到您啊？真是抱歉，这么冒昧地拜访，但我实在是没办法，我真的是太着急了，不好意思。”第一次登门拜访，我的内心是忐忑的。

“出了什么事情？”老师边说边把我们请进家中。

“老师，我是想说学校里唯一一个去深圳的名额可不可以给我？”

“嗯？……你平时在班上有些课都不来上，都是去干吗了啊？”

“我比较喜欢播音主持，所以有的时候没来上课，我就去校新闻中心了。”

“你不喜欢会计，那你为什么还来做会计啊？”

“是我妈妈安排的，她觉得女孩子做会计是铁饭碗，越老越吃香。”

“那你去了以后这份工作能做长久吗？”

“老师，我不能保证我一直会在那里工作，但是只要公司发展前景好，我保证不会走。”

“你和我保证没有用，得人家愿意。这样吧，我把对方老总的电话给你，你直接去沟通。”

也许当时我去深圳，在很多人的眼里是一件不可能的事，但人的潜力是无限大的，只要想完成，总有办法能够完成，永远记住：办法总比困难多。

不到最后一刻，我始终都会为了实现去深圳的目标而努力。

所有的“果”都是因心中的意念而生，若是心中没有意念，又何来的结果可言。

我很感恩我生命里这些贵人的出现，他们每一个人的及时相助，都是我人生轨迹发生重大改变的基石。

一生短暂，知音难遇，贵人难觅，其实贵人往往就在我们身边，且行且珍惜。

而寻找贵人，还有最关键的一条：努力提升自己。

人之所以要努力，就是为了把命运攥在自己手里；而我们需要提前做好知识储备、经验储备和心理准备。

因为在这个世界上，没有谁可以一直帮你，也没有人能够替你成长；只有提升自己，靠自己一步步往前走，你才能离想要的生活越来越近。

人生最好的贵人，永远是一路提升的自己、一路蜕变的自己。

你只有真的提升了，贵人才会看到你；你只有真的厉害了，贵人才会看得起你；你只有提供好的价值，贵人才会经常想起你。

余生，愿我们都能与身边的贵人同行，一路向阳，不负时光。

第七部分

可能我们曾经都是
被银河遗落的星星

第48章
总有一天要学会独立

不管有没有准备好，我们早晚都要一个人去迎战这个世界。就在我们对抗世界的过程中，我们的能力才会变得越来越强大。

大学对我来说虽然已经是逝去的遥远青春，但大学阶段，在我整个人生中意义非凡，独立拼搏又多姿多彩。我的实践、社交、学习等综合能力都是在大学时期历练的。

大学教会了我，成长和独立许多时候其实是无可奈何的；大学教会了我，看似简单平常的事情，等自己完全承担了，就不觉得是容易的事；大学教会了我，家庭教育与贫富无关，而自己懂事的样子真的很酷。

到了大学，我的自卑心理好了许多，逐步地建立了自信，但也还是会有点自卑，正是因为这样，在大学时自己才会努力发光，因为我知道，这样才能迎光而来。

迎战社会的第一步，就是要学会与社会和谐相处。社会是一本无字天书，是一张每个人都逃不开的网，因为它是我们每个人赖以生存的依靠和归宿，不管我们是否愿意，都必须面对它。

深圳对我来说，是迎战这个社会的第一站，也是我梦开始的地方。在这里我看过人间的酸甜苦辣，也感受过这个城市的温暖；见过海市蜃楼，也感受过实实在在的温情；有过年轻气盛，也有过束手听命。

但我爱这个地方，也在这里安了家。

在老师的帮助和推荐下，大学毕业后，我顺利被深圳一家国企单位录用。当时对深圳这座城市，我充满了期待，满怀憧憬地收拾行囊，带着一腔热血，一个人坐了 48 小时的绿皮火车南下到了深圳。

马主任是老师的同学，当时他在这家公司担任财务部主任，是他到车站接的我。我拎着大包小包的行李，驻足在车站门口，他的热心在这样一个陌生的城市给了我很大的安全感，招待我吃饭，给我安排宿舍，让我倍感亲切。

“你面子好大，财务部主任竟然亲自去车站接你。”

“你是不是有什么大背景？”

“听说你很厉害，你们全校就推荐了你一个人来这里上班。”

……

宿舍里，同事们你一言我一语，都好奇地向我投来八卦的眼神。

那时候的我还是懵懂少年，哪里能明白这些职场之事，我只知道，虽然在大学我表现优异，老师惜才，我才得以拥有这次来深圳工作的机会，但前途未卜，之后的路都在自己脚下，出了社会才是真正看能力的地方。

有人说，高考是道分水岭，高考之后，人光凭努力就能做到的事情已经越来越少。如果是这样，那大学就是练兵场，毕业之后，不管是驴还是马，都必须上战场。

收拾好了床位，我拿起日记本，把这一天的故事全部写了下来，当时我还依然有写日记的习惯，写日记这件事，我至少坚持了十年。

第二天，我跟着大家一起去了公司，穿过一个很大的厂房就到了办公室，那一刻我才真正感觉到自己真的毕业了，工作的感觉一下子就涌上心头。

作为一个新人，我很有眼力见儿，收拾好座位，就开始给整个办公室打扫卫生。马主任进来的时候，看到我的举动，嘴角都带着笑意，看到我这样主动积极，他很欣慰。就这样，我开始了在这家国有企业的工作。

在工作中，我凡事都积极主动，也从不计较个人得失。不管身边的人怎么想，我自己心里清楚，我没有背景，我有的就只有努力。

阳光不能被风打败，而我就是想要做骄阳!

过了一段时间，我开始发现这里的工作氛围越来越偏离我内心的期盼。也不知道从什么时候开始，每次推门进办公室，总会听到马主任的叹气声，大家都在窃窃私语，有些是在嘀咕马主任的坏话。

马主任叹气或许是对命运的一种无可奈何，是对工作现状的不满，因为他孩子五岁了，也不知道去哪里上学，经常会在我们面前诉苦；而同事们在办公室里窃窃私语，大部分是说马主任没有把自己的位置摆正，他应该有更大的作为。

这些事情，狠狠击中了我的内心，给我当头一棒，我常常在想，马主任工作了这么久，头发都熬秃了，到头来还不是过着唉声叹气的生活，难道未来到了他这个年纪，我也要变成这样吗?

我心中想要的答案显然不是。

背井离乡，远赴深圳，我心里非常清楚自己的初衷，来这里我就是为了打拼，就是为了改变家族的命运，就是为了有一天能够成为心中的那束骄阳。

而当时，我的所见所闻，完全不是我想要的生活。于是，我就开始利用周末的时间，在外面寻找发展的机会。机缘巧合之下，我看到市场上贴了很多关于跑龙套的广告。

那时候我才知道，原来赚钱也可以有不同的方法和渠道，就这样带着好奇心，我跑起了龙套，反正那时候周末也都闲着没事做。

跑龙套的生活，跟在大学做兼职一样，丰富了我的周末，也让我体验了不同的人生，同事们在宿舍经常看不到我，她们都喜欢用风风火火来形容我。

我扮演过很多不同的角色，如护士、服务员、工人等，在这过程中也跟不少明星一起共事过，认识了一些人，圈子也逐渐拓展开来。

再后来，公司决定搬迁，要搬到前不着村后不着店的地方。那一刻，我决定辞职，不是我不能与公司同甘共苦，共创未来，而是通过这段时间的打磨，我发现这个世界还有很多我不知道但惊喜的事情在等着我，或许是一个新的战场，但至少能让我一直以来想要拼搏的心为之跳动。

离开了老师给我安排好的铁饭碗，离开了大家眼中的安逸生活，离开了别人想离开但没有勇气离开的地方……这对我来说就是独立。或许，有人会笑我傻，笑我不懂珍惜，笑我不自量力，可是独立是每个人必经的成长之路，也是自由的开端，更是我们的盔甲，尤其是女孩子。

第 49 章 深渊就是一步之遥

有时候偶尔可以凝视深渊，但不能在深渊面前驻足。世界很美，但在它美丽的外表下，也充满着各种各样的诱惑，稍有不慎，这些诱惑就会把你带进深渊。这些诱惑有时候非常甜，有时候非常梦幻，有时候美轮美奂，让你招架不住，一不小心就会上当受骗。

在这些始作俑者中，也会有我们曾经很亲近的人，当我们独立面对这个社会的时候，需要带上一双慧眼，分辨那些好看的外衣下深藏的迷惑。

但只要心在，无论多远，还是能找到来时的路。曾经我就差点被传销组织玩弄于股掌之间。

有人说，时间会改变很多事情，包括改变一个人，只是我没想到，曾经那么单纯善良的同窗，竟然会转变得这么快，有一天竟会做起传销。而我差点也沦为她的盘中餐。

起心动念一旦开始，往往就会被别人趁虚而入。

当得知这家国企要搬迁的时候，我就有了辞职的想法，因为不甘心，来到了大城市，但还没有在大城市施展拳脚，就要搬到很远很偏的地方，还没有见过星辰大海，所以就想出去闯一闯。

就在这个时候，一个相熟的大学校友突然在社交平台联系我，她非常热心地询问我在这家公司的工作情况，刚开始我确实觉得很窝心，因为是校友，之前我们又比较熟悉，所以我也毫无防备地把当时的实际情况都告诉了她，没有忍住跟她诉说了一肚子苦水，也抱怨过工资低等。

“那你这份工作也没多少钱，我给你介绍一份工作，工作性质跟你现在差不多，但工资收入要比这里高多了，但是不在深圳，在广东边远的一个城市，你可以来看看，我顺便带你到处逛逛，到时候，你觉得好再辞职，要是觉得不好就不要辞职。”

这是她当时说服我过去的话，看似没有在说服我，但其实已经给我挖好了坑，等着我往里跳。

可是对于当时的我来说，根本意识不到这是一场骗局。出于对她的信任，我直接脱口而出：“咱们这么多年的情谊，不用去看了，我直接辞职过去找你。”

看到这里，大家应该都会觉得我太冲动了，确实，心思单纯的我就这样辞职去找她了。在这里，我也想认真地跟年轻的朋友说一声，千万不要学我这样，这样的举动不值得鼓励。

辞职后，我到了榕城，就是这位校友当时所在的地方。她很热情地接待我，带我吃饭、逛街，还安排我跟她同住。

“你先不着急，我先带你到处看看风景，也不用那么快入职，工作什么时候都能干，反正有我在，你不用担心。下午我带你去我另外一个朋友家，正好你也看看这些人是怎么赚钱的，我现在做的这个也很赚钱，每天就只要聊聊天就行。”

有这么好的事吗？虽然当时我心里有无数的疑问，但还

是基于对她的信任没有多想。第一天晚上，她真带我去了一户人家家里，是在一个公寓楼里，这家人对我十分热情，还做了一桌子好菜招待我们，但其实这就是他们的窝点。

吃饭的时候，大家有说有笑，气氛很好，让我没有任何防备心理。突然，其中一个人开始主动跟我聊天，问我一个月能赚多少钱，并且告诉我，我这个校友现在是高级经理，每个月能赚三四万元。气氛都已经烘托到这个份上了，我完全没戒备，就只是很好奇，校友现在做的到底是什么工作。

面对这么高的月薪，说不心动是骗人的。回到住的地方后，我就一直追问校友，追问她到底是怎么做到的，但她一直没有正面回答我的问题，而是对我提出了匪夷所思的要求。

她让我列出平时关系较好的朋友的名单，并且分析好每个人的经济能力和时间自由度，列好之后，又让我给这些人打电话，去了解这些人的工作情况，想办法把这些人也约到这里来，让他们也来这里看看，合适的话就留在这里，不合适的话就回去。

话说到这里，我感觉似曾相识，我自己不就是这么来的吗？我心中顿时有了很多疑问，但还是没有去深入思考，我只是拒绝了她的要求，因为我自己都还没有弄清楚，不可能随便就叫其他朋友过来。

或许校友当时是为了让我放心，见我不肯给朋友打电话，于是就拿出一袋价值3000元的化妆品，告诉我这就是她现在正在做的事情，还很大方地给我试用，体验过后我也确实觉得很好，就开始追问，这东西具体怎么操作，她拿出产品之后，反而让我卸下了防备。

她说这一套化妆品零售价3000元，要是花3万元加入会员，就可以不用支付这3000元，而且每推荐一个人来，还能立马返还1.5万元。

当时虽然觉得这个赚钱方法不错，产品也很好，可我刚毕业身上毕竟没钱，但当时想要赚钱的心，又让我很想尝试。校友也看穿了我的心思，就开始让我跟家里人借，但我从来没有开口跟妈妈要过这么多钱，最后是跟朋友借了3万元，但校友一直以为我是跟家里人拿的。这个钱很快就打进了校友说的指定账户。

世界有时候很大，大到我们或许一辈子都没机会相遇；但世界有时候又很小，擦身而过或许就能遇到相熟的人。我特别感恩这个人，是他把我从悬崖边拉了回来。

校友后来又带着我去了之前那户人家家里吃饭，这次同桌吃饭的时候多了一个光头男，而且戏剧性的一幕就从这一刻开始了。

光头男得知我老家是兰州的，就开始疯狂追问我老家的具体情况，包括我家的具体住址等细节，说完他竟然告诉我，我跟他是亲戚关系，按辈分我应该叫他姨父，当时我一直以为他是开玩笑的，后来才发现，这不是玩笑，而是我跟他都已经身处险境。

他很聪明，立刻跟我使了个眼色，还不动声色地拽了我一下之后就独自去了阳台，我意会了他的意思，找了个理由也去了阳台。

“你怎么会在这里?”光头男很认真地问我。

“那个人是我的大学校友。”我指着校友不明所以地告

诉他。

“你投钱了吗?”

“投了3万。”

“你记住，我现在说的每句话你都要听清楚，这是传销组织。你现在要想尽一切办法把钱拿回去，然后找机会赶紧脱身。”

原来，光头男已经被迫待在这里一年了。

光头男之前坐过牢，出狱后一心想出人头地，结果被传销组织盯上，利用他想赚钱的心理，一直逼他，每天就是让他陪不同的人吃饭，陪不同的人演戏，他说自己在这里一年精神已经接近崩溃，而且看到了人性的丑恶，家里人也都已经跟他断绝了关系。

听完我毛骨悚然，但还是告诉自己不能露出马脚，要冷静地想办法脱身。回去之后，我拿着手机躲进厕所，开始回想自己过来这几天校友的行为举动。越想越像光头男说的那样，从我来了之后室友就一直盯着我，形影不离，还总是叫我不要拿手机，实际就是不想我跟外界多联系，包括我躲在厕所的那段时间，他们都轮流来敲我的门。

情急之下，也不知道可以向谁求助，但我知道摆在自己面前的只有一条路，就是赶紧想办法脱身，并且把钱要回来。

出了厕所之后，我就故意告诉校友说家里老人不小心摔了，我妈现在要把这个钱退回去，等着救命，而且我说自己现在也是六神无主，心里十分慌乱，校友肯定不愿意退钱，还一直劝说我。

只要你想办法帮我把钱退回来先救命，我也会想尽办法来回报你的，后期我再帮你把这个钱赚回来，而且这个是救命的钱，万一出了事情也不好，我妈也知道我现在是在你这里。校友应该也是有所顾虑，担心事情闹大，就把钱退给了我。

拿到钱之后，我开始筹划脱身离开。我告诉校友，接下来我准备全身心跟她一起好好做，但是家里老人现在危在旦夕，我不回去看一眼，心里也不放心，为此我向她提出离开三天回家探望的请求，而且我只要三天，快去快回，回来之后好好赚钱。校友当时相信了，就这样我成功脱身了。

脱身之后，我就赶紧想办法争取把光头男救出来，但很快，校友的电话就打过来了，这次打过来她不是催我回去，而是告诉我有人跳楼了，那个公寓楼被查封了，不用回去了。

后来我才知道，跳楼的人正是光头男，他是我之前从来没有见过面的远房亲戚，我跟家里人打听之后，才知道真的有这个人。

我不知道校友后来是不是迷途知返，不知道她中间到底经历了什么，我也没有追问，因为对我来说这里面的各种细节已经不重要了。只是后来我再次回想起来，她当时跟我说话的一系列神态都是恍惚的，她自己也不自知。

光头男救了我，而他跳楼的举动也救了校友，但他自己却永远离开了，或许他当时选择轻生时，没有想过舍生取义，但他确确实实拯救了很多年轻的灵魂。

这个经历我之前没有跟任何人提起过，但是现在我愿意把它写出来，希望带给大家启发。面对这个世界，我们需要敞开心扉，但也需要擦亮眼睛，明辨是非善恶。

第50章 认真尽责是本分，思维是实力

在职场中，我们需要拥有很多能力，这是我们面对职场的底气。有人说，职场是复杂的大炼炉，我们会遇到形形色色的人和物，会遇到各种各样的问题，这个时候无论是谁，都会铆足了劲在职场中站稳脚跟。

但往往用力过猛，反而忘了先做好自己分内的事情。有人说，坚持、认真、努力就是一种实力，我同意，但我更想说这些其实是我们的本分，而思维才是一个人最好的实力。

经历被校友欺骗的事情后，我暂时没了工作，就在老家待了一段时间。但我也没闲着，很快就在网上找了一份新工作，是一家上市公司。上市公司面试要求比较高，我到现在还记忆犹新。除了基本的面试流程外，公司还进行了情商和智商的测试，当时我跟另外一个同学一起参加了测试。

测试的结果是，她的智商比我高，我的情商比她高，但名额只有一个。印象中，人事经理问了我一句话："如果，两个人当中只能选一个的话，你希望留下的是你还是她?"

或许，人事经理的这个问题是为了考验我，但我完全没有把她的问题当作是一种考验，更没有等自己组织好语言再去回答，我只是很单纯地把心中所想说了出来。

我说：“如果只能选一个的话，站在个人利益的角度，我希望是自己，因为我也需要这个工作机会；但站在友情的角度，我希望是她，因为她是我的好朋友。不管谁留下，我都相信贵公司能够做出明智的选择，因为在选人方面你们有经验，你们会考量，最终谁留下都不重要，重要的是，留下的人要在这个岗位上发挥价值，能够胜任这份工作，我想这才是你们想要的人。”

或许是我通过了考验，或许是我的话让自己在人事经理那里加了分，或许这就是一种高情商的体现，我不得而知。最终是我留下了，因为我情商和智商的测试结果相差很大，不符合录用标准，但是总经理觉得我情商高，所以破格录用。就这样，我顺利进入公司市场部，当时我对做市场有着浓烈的兴趣。

做市场，就意味着要开发客户。也是从那时候起，我才明白什么叫潜能激发。记得有位老师曾经说过，人生最大的痛苦是停止成长，人生最大的快乐是潜能激发。那一年虽然每天要给客户打电话沟通，每天要出去拜访客户很累，但内心确实充实快乐。

当时的我虽然还是初出茅庐的小丫头，但我深知作为一个新人，认真、努力是基本准则。我家距离公司有一个多小时的车程，但我每天依然最早到公司，一到公司就开始给客户打电话，从未间断。

电话销售是一项很考验人的工作，尤其是对心理素质的一种磨炼。

客户不接电话，自己不甘心，客户接了电话，十个有九个都不愿意听，有时候还会迎来客户在电话那头的谩骂。即便这样，我每天也会很认真地把公司分配的客户名单一个个打完。

除了认真，我还喜欢用逆向思维来思考问题，有时候我的想法会跟别人不一样，在别人看起来不起眼的市场，在我看来就是庞大的资源，而这样的思维方式，也让我很快就成功签单，得到公司领导的赞许。

为了提升自己的业务能力，除了每天打电话，我还开始外出寻找客户，这就等于大海捞针，大家各凭本事。

公司当时做的产品是一种高科技软件，可以帮助企业后端做好管理，提升工作效率。很多同事在寻找客户的时候都会选择去写字楼扫楼。在大家眼中，高科技产品跟高楼大厦里的公司更匹配。原本我也想这么做，可是转念一想：我一个新人即便去了，拿什么和他们竞争呢？而且机会更小。

于是，我鼓足勇气去了大家都不去的地方开发市场。就是那种非常偏远、打车都没司机愿意去的地方，只有拖拉机司机愿意去。那段时间，我每天穿着高跟鞋，坐着拖拉机奔走于那些荒远的郊区。

然而，拖拉机的声音到现在还总能在我耳边响起，它就像战场上吹响的号角，时刻提醒着我：不管遇到多大的困难和挑战，只要我想，就一定能！

“精诚所至，金石为开。”经过不懈努力，我终于在这片荒凉的市场成功开发了客户。有次，为了做好后端服务，我邀请了公司总经理跟我一起去其中一家公司签合同。

总经理提议开车前往，但被我拒绝了，因为车子根本没办法开进去，只能先坐公交车，接着叫上三轮车师傅送我们才能到达。总经理十分疑惑，既不确定又惊讶。不确定，是因为他从来没想过我们的产品还能卖到这里；惊讶的是，连这样的地方都能被我挖掘到，他十分好奇我是怎么做到的。

而我就说了一句："越是这种地方，越需要高科技。"

总经理被我打动了，更被我的思维震惊。回公司后，在部门会议上，总经理把我的故事当作案例跟大家分享。那一刻，我从一个毫不起眼的新人，突然成了公司的红人。

虽然公司也有一些声音在质疑我，毕竟我是一个新人，要老员工跟我学习，难免会有不服气的心理，但这些对我来说都不重要，重要的是，我尽了我在这个岗位上的本分。

刚进入这家公司的时候，我从来没想过到底能做出什么样的成绩，我只知道，自己要对得起当初那份破格录用的通知书。

在这个世界上，没有做不到的事，只有想不到的事。越是别人想不到、不愿意做的事，如果你做了，你就很有可能会成为那个领域的王者。

第51章 机会摆在面前时一定要抓住

身在互联网时代，我想我们都是幸运的，互联网时代信息可以共享，咨询传播简单快速，每天瞬息万变，但每天也有无数的机遇。只是机会很多时候来无影去无踪，总在不经意间就溜走了。

机会从来不等人。它像飞翔的鸟儿，不会因为你的犹豫不决而逗留；它像一只极速升空的火箭，不会因为你的后知后觉放慢速度；它像开弓后的箭，不会因为你的后悔而回头。

而手机的应用就是互联网发展最好的证明。不知道从什么时候开始，我们可以在手机上处理很多事情，不知不觉，微商时代就此来临。

微商，是互联网发展的时代产物。在当时，对于想创业的人来说，确实是一个不错的选择，而当它切实靠近我的时候，我也毫不犹豫地抓住了这个机会。

虽然在老家，我的工作已经步入正轨，但我始终不甘心，都说深圳遍地是黄金，可为什么我要当逃兵？虽然有前车之鉴，但我并没有因此被击败，我希望自己可以像勇敢无畏的战士一样，再去这个城市挑战一下自己，所以我又只身来到深圳，这个梦开始的地方。

这次找工作我很谨慎，先后在几家公司工作过，后来在一家珠宝公司做财务，也是在此期间我发现了创业的机会。

有位商业名人曾经说过：“有机会一定要试一试，其实试错的成本并不高，而错过的成本非常高。”

我特别认同这句话，我一直都是敢于抓住机会的人，即便有时候撞得头破血流，也无怨无悔。

在深圳有好几个口岸可以通往香港，而香港又是国际大都市，经常会有很多外国人在那里出现，平常大家逛街都喜欢往那边去，主要也都是想去开开眼界。初来乍到的我，也是抱着同样的心态，一有时间就会去那里闲逛。

港口那边确实很繁华，人潮拥挤，随处都能看到琳琅满目的商品。去多了之后就会发现，原来那里还是很多品牌包包、衣服、鞋子的高仿集聚地。

有人说，互联网思维就是要学会赚本业以外的钱。从我的实战经验来说，这句话一点也不假。

一次，我在一家店里买东西，老板娘是个做生意的高手。当下她就鼓励我加她的微信，让我帮她转发朋友圈，她说如果有人需要这些商品，她可以一件代发，而我只需要每天在朋友圈分享好物，不需要投入任何资金成本。那时候刚开始流行在朋友圈做生意。

一琢磨，我觉得这件事完全可以尝试，因为即使不成功，我也没什么损失，关键还不耽误正常工作，只要利用空闲的时间发朋友圈分享一下，客户下单后，也不用自己发货，比淘宝还方便。于是，从那时候开始我就通过微商做起了副业。

但万事开头难，我在朋友圈分享了一年的好物，都没什么人来咨询，其实是圈里的人都在观望我。而这时候也很考验我，如果我就此放弃，再也不分享，肯定更不会有人来找我买东西，但如果我坚持下去，就是海阔天空。

我很庆幸，自己选择了后者，没有放弃，还是坚持每天在朋友圈分享。当时我的心理状态也很轻松，毕竟自己还有工作，本来就没想过靠微商赚大钱，做个副业也是让自己开心，别人不买也没关系，我分享在朋友圈，指不定哪天别人想买的时候就会找到我。

抱着这样的想法，我又坚持了一年。这一年，是我第一次创业的重要转折点，朋友圈的客户如雨后春笋般涌现，我的微商生意迎来了飞速发展时期。

当然，在这个过程中，我是做了一些方向上的调整的。刚开始，我在朋友圈分享的商品种类过多，针对性不强，在经过一些调查研究后，我调整了分享商品的方向，开始专注在化妆品上。出乎意料的是，在 2015 年迎来了高峰期，业务迸发式铺展开来。

当时那个产品我自己也用了，确实不错，就开始分享给身边的人，收获了他们的好评之后，就有了大量的转介绍客户，从起初的小量进货发展到批量进货，中间还租了仓库，发展了代理商，组建了自己的团队，最后辞掉了工作专心来做。随着业务量越来越大，仓库也由小到大换过四五次，毫不夸张地说，很短时间内我的单日纯利就达到了 6 位数，算是赚到了人生的第一桶金。

这些都在我预想之外，我从来没有预设过结果，我只是让自己多了一条可以选择的路，结果不受我控制，但过程我可以掌舵。有人说我有一双识别机遇的慧眼，或许吧，但我始终觉得，我只是初生牛犊不怕虎而已。

我想，对于一个出身贫寒、没有任何背景，只身在深圳打拼的人来说，没有什么可失去的，最多就是付出比别人更多的时间和精力，换言之，就是吃别人吃不了的苦，而吃苦对于我来说，早已经习以为常。

机会对于每个人来说都是公平的，时间也是公平的，选择也是公平的。人生是条很长的路，这一路上，不是你没有机会，而是缺少发现机会的慧眼和主动出击的勇气。

大多数情况下，人们常常会以“没意思”“没时间”“太难了”作为逃避的借口，不是机会没有选中你，而是你将它拒之门外。我们在鼓励别人的时候总是有说不完的话，但其实有时候更需要鼓励的是自己。

勇敢试一试——一直沉在海底，哪能知道大海如此辽阔？勇敢闯一闯——一直做井底之蛙，哪能知道天空如此宽广？勇敢拼一拼——一直躲在舒适区，哪能知道自己的潜能有多大？

然而，选择机会的同时也要擦亮自己的眼睛，违法乱纪的事情绝对不能做，不然会让自己陷入万劫不复的境地。世界很美好，有很多有意义的事情值得我们为之努力、拼尽全力，比如梦想。

第52章
创业离不开优秀的合作伙伴

最好的关系从来都是互为贵人，彼此成就。而事业上的伙伴，彼此之间能做到这一点，注定能合作共赢。

龟兔赛跑的故事，我们都耳熟能详，兔子在比赛中贪睡，最后乌龟赢了这场比赛。长大后才知道，原来故事还有下半场，到了山地时，兔子把乌龟驮在背上跑到河边，到了河边乌龟又把兔子驮在背上游过河，实现了双赢。

而我好像一直就有这种合作共赢的意识。辞去工作专心打理微商生意起初只有我一个人，我独自承担了拍照、文案、宣传、进货、出货、记账等所有事情。后来我慢慢组建了自己的小团队，还主动跟快递公司谈合作，他们给我最优的发货价，并且把他们的仓库免费给我用，我把所有的订单都交由他们负责邮寄，实现双赢。

互联网时代下什么都是日新月异，朋友圈的商品种类也是层出不穷，尤其是护肤品。我意识到，凡事都不能一成不变，当时我做的护肤品的供货商离我比较远，价格又没优势，利润相当低，我一心想在深圳当地寻找一个优质靠谱的护肤品供货商。

当时我注意到同行中有一款护肤品卖得特别好，于是我就很好奇地在百度搜索这个品牌的相关周边，最后发现供货源头和品牌创始人就在深圳，这一下子就激起了我想要跟她合作的冲动。

我主动添加了那个创始人的微信，瞬间就被她阳光、充满正能量的朋友圈日常给吸引了。一个“90后”女孩，虽然只有高中学历，但能量满满，不仅团队做得很大，还靠自己创业改变了全家人的命运，而且全家人都在帮她打理生意，这样齐心协力的画面给了我很大的触动。

因为都在深圳，很快我就主动约她出来见面沟通，跟她咨询关于如何拿货的相关细节。越是深入了解，越是欣赏她，也很投缘，她的经营思路也给了我很大启发。

我想成为她产品的最高级别代理商，可我当时的资金实力还达不到，但她的一席话，深深颠覆了我之前的思路。她说：“你都已经做了这么久的微商了，这么长时间下来，你的朋友圈就没有人可以拿货的吗？你可以让有意向的人先跟你下订单，这样你的现金流压力不就解决了吗？这样你成为最高代理商也没压力，更不需要压货。”

记得曾经有位老师说过：借力使力，才能毫不费力！原来她已经把这句话融会贯通了。而在这之前，我虽然也有小团队，但我从来不曾有过“借鸡下蛋”的思维，在我的固化思维里一直认为做生意就是需要准备大量资金，但其实做生意可能最不需要的就是钱，而是需要好的商业方案。

就这样，在我跟团队分享沟通后，部分小伙伴提前跟我下了订单，最终我们成功成为最高级别的代理商，最高级别也就意味着进价最低，我跟团队小伙伴也都赚到了钱，从那时候起月收入就开始破万，我跟她的合作也就此展开。

为了更好地展开合作，我们组建了核心群，大半年的时间一直都是在跟她拿货。她是汪华华，是我微商创业过程中重要的合作伙伴。

但这款产品价格高，不能满足大众消费群体，经过市场调研，大家就探讨说可以出一款自己的品牌，做一款符合大众消费群体的产品，所有参与的小伙伴都是品牌的联合创始人，汪华华是创始人。

说实话，在微商圈能做大做强的人，都是行动力和执行力很强的人。这样的想法很快就被我们落地执行，我也毫不犹豫地参与了这个项目，至此，我的微商创业步伐又上了一个新台阶。

那也是我第一次感受到什么是团队的力量。一个人的力量有限，但团队的智慧无限。为了打造好这个全新的品牌，我们制订了详细的计划表，根据每个人的特长优势，做了明确分工。

从品牌设计到投入生产，从组建团队到市场营销，从品牌故事到招募代理……最终成功把“初梦”这个品牌推向了市场。

因为参与的伙伴大多数是“80 后”和“90 后”，所以团队就命名为“8090”，用小脚印注册了商标。小脚印是我的提议，寓意一步一个脚印，踏踏实实去做好这件事。品牌名称“初梦”也是寓意最初的梦想。

作为初创的联合创始人，大家都为了最初的梦想铆足了劲把“初梦”推向市场。在一次大型预售招商活动中，我们还请了明星出场代言，而我们几个人既是联合创始人，又是最高级别的代理商，那场活动中，我通过之前做微商积累的资源，招募了不少代理，且我的单日纯利还突破了6位数。

汪华华在活动现场还给我荣誉加冕，可以说那是我创业路上第一次的高光时刻。也是从那时候起“初梦”正式进入大众视野，而我们“8090”团队也在行业中小有名气。

团队中的人都来自不同的城市，有着不同的成长经历和教育背景，但大家可以为了同一个梦想全力以赴，在实现梦想的同时，也相互成就了彼此。

一个人的效率或许可以很高，但一个人的工作效果一定比不上团队合作。而在创业的过程中，组建团队就变得尤其重要，试想当初如果自己一直坚持单打独斗，可能没过多久我就已经被行业淘汰了。

大自然的生存法则也是一样，蚂蚁就是很懂得协作的群体，“工蚂蚁”负责搬运食物，“兵蚂蚁”负责保证蚁巢的安全，“蚁后”负责繁衍后代，只有这样它们才能生存下去。

我一直很佩服汪华华，虽然她年纪比我小，学历没我高，但她的魄力和思维却在我之上，当然我们之间更多的是彼此欣赏，我相信这也是我们能合作的前提。我感谢汪华华，也感谢在微商时期遇到的所有志同道合的小伙伴，是他们成就了那个时期的我。

第53章
创业就如逆水行舟，不进则退

日久生变，好像这是万事万物都逃不开的魔咒。而在这个变化的过程中，唯有求新求变，才能顺应事物的发展。

作家莫言说过：“一个作家或者一个艺术家，为了使他的创作生命能够延长得更长一点，还是应该躲避成熟。成熟了就代表了固化，代表不成长了、不发展了、走下坡路了。事情发展到顶点就越来越远了，就开始亏了，树长到极点就要开始落叶，开始枯萎了。所以要抵抗成熟，尽量使自己晚熟。”我想这是一个艺术家对自己的严格要求，也是一种追求。

莫言老师的这段话让我十分有感触，这不单单是一个人成长的最佳状态，也是我们做任何事情的最佳状态，尤其对于创业者来说，更是至关重要。但在创业的过程中，我们往往会在相反的路上，深陷泥潭。

2015年，在“初梦”刚刚诞生的时候，我们整个团队确实迎来了发展的大爆发，那一年可以说是我最高光的时刻，尤其在那次的会销之后，发展势如破竹。

通过之前的积累，“初梦”很快就打开市场，在全国各地招募了很多代理商，整个“初梦”的核心团队拥有数千人，而这数千人又在世界各地迅速产生裂变，当时光我自己组建的内部核心团队成员就超过了50人，而我的团队辐射出去的代理商也有数万人。

当时我们“8090”团队名声大噪，在微商界就是梦之队一样的存在。一群年轻人凭着对梦想的执着，凭着踏实的态度，凭着走出来的经验，将这样一个新生的化妆品品牌做到行业中的佼佼者，这确实是我们共同的骄傲。

踏实确实是我们很大的优势，但如果不求新求变，面临的结果就是被后浪拍死在沙滩上。这样的高光时刻仅维持了一年，到了2016年，我们就遇到了瓶颈期，这一年，朋友圈生意突然变得很冷淡，我们的“初梦”开始卖不动，出现滞销的情况。

现在回想起来，其实我蛮感恩那个阶段，虽然创业的路上遇到了很大挑战，但教会了我持续学习的重要性，学习已经成了我们面对这个社会的头等大事，很明显，人离开了学习，就很难在社会上立足。

互联网是什么？在我看来就是节奏快到让你窒息，或许这一秒还是行业的领军者，但下一秒很有可能就不得不离场。当一个蓝海行业兴起后，很快就会被复制，而且会有很多人不顾一切投身进来，最终不可避免就成了红海，当然这也是事物发展的规律。

记得那时候，突然一夜之间多了很多同行，就像雨后春笋一样出现在朋友圈，尤其化妆品的种类开始层出不穷，整个市场一下子就变得非常饱和，好像完全失去了控制，导致代理化妆品的门槛越来越低，有些品牌的代理机制甚至连门槛都没有，只要转发朋友圈就行。

当时，不需要进货成本，不需要代理费，不需要压货……这样的机制一时间将行业的秩序统统打乱了。很多品牌方制定的规则是，只要团队把产品卖出去，都由总部或者大的代理商负责发货给买家，团队成员没有任何负担。而我们“初梦”设定的是，不管哪个级别的代理商都需要拿货付费，只是金钱大小不一样，相比之下，“初梦”的机制完全失去了优势，毕竟人都有这样的心理，总是会优先考虑不用自己付出成本的方案。

不仅如此，很多品牌方的团队都是经过专业系统的培训学习之后再上岗，除此之外，他们定期还有内部或外部的密集培训，当时行业内确实出现了很多专门针对微商团队的培训课程。我们团队虽然也有自己的学习培训课，但仅限于内部交流、经验分享，相比之下，欠缺了对新的资讯和全新的营销方式的捕捉。

当然，问题主要出在团队内部。在创立“初梦”之前，我们几位创投人都是自己团队的队长，不涉及品牌方的相关事宜。但从“初梦”开始，大家都从队长转变成了品牌方，代表的也是品牌方，需要面对的问题相比之前会变得更复杂，尤其是团队管理的问题。

当团队越来越大时，伴随的问题也就越来越多，有些问题已经远远超出了大家的能力，尤其在面对竞争对手的多方压力之下，即便大家每次都很用心地探讨问题，但最终还是拿不出解决方案。因为，光靠之前的认知、之前的经验，已经完全解决不了当下所遇到的难题。

人只有在经历之后，才会成长，面对现实。当时我很快就意识到，学习、改变已经迫在眉睫。或许是一开始的成功，让我们的思想固化了，认为自己的方式毫无破绽，只是忘记了这个世界唯一不变的就是“变”。

而在“变”的过程中，或许我们依旧很认真，或许我们依旧很果敢，或许我们依旧很无畏，但处理问题的能力不会因为我们的这些优势，就自动加速提升，而是需要通过持续的学习来帮助自己加速提升，学习是我们另一件终身大事。

为了逆转当时的困境，在核心创投人的共同探讨下，我们决定跟当时行业内比较知名的品牌方合作，来使我们团队的产品多元化，也期望在这个过程中，学习他们的方式方法，同时我也开始接触一些商业类的课程，学习和积累，是我的财富。

打造团队、公众演说、营销运营……这些创业者的必修课我都有报名学习，而在学习的过程中，我的潜能也不断地被激发出来。不管是主持招商大会，带领数万人团队，还是管理自己的公司，我曾经的所学都为我打下了坚实的基础，直到今天我还依然保持着定期学习的习惯。

还在创业路上的我，已经做好了继续面对机遇和挑战的准备，因为我相信，学习会让我拥有面对挑战的底气，更会让我拥有接住机会的实力。

第54章
创业万不可病急乱投医

创业不可能一帆风顺，我想这是每位创业者都认可的观念，想要成功创业，领导者肯定需要独特的思维、独到的视角，还应具备超人的胆识，勇于承担多数人望而却步的风险，最重要的是，要不断积累丰富的实践经验。

说到这里，或许有人会说：道理都懂，但就是做不好。很多人在初次创业的时候都会有这样的感觉，我也不例外。

微商算是我真正意义上的第一次创业，也是让我成长最快的一个阶段，那个时候的我就是一张白纸，怎样描绘都会给这张白纸增添色彩。虽然“初梦”后期遇到了瓶颈，但是现在回想起来，或许一切都是最好的安排。

如果没有这样的经历，或许我到现在还故步自封；如果没有这样的经历，或许我就不会知道病急乱投医的危害；如果没有这样的经历，或许我现在也没有能力经营公司……

人生的每一条道路都是我们自己走出来的。有时候我们踏上的是平坦大道，有时候我们走过的是荆棘丛林，有时候我们穿过的是刀山火海，这些过程都是我们的涅槃。所以，对于后来“初梦”团队遇到的考验，我感到遗憾，但意志并不消沉，因为当时的我们确实年轻，思考方式和解决问题的能力还没能达到游刃有余的境界。

都说少年得志不可取，因为在这种情况下大多数人都容易骄傲自满、固步自封、墨守成规……到头来终究百弊无利，满盘皆输。刚开始做得好是基于大家之前的资源积累，但在同行大片兴起之后，我们还在原地踏步，那开发新市场就很难了。“初梦”团队核心层当时就因为这样陷入了滞销窘境，团队成员也意志消沉。

当然，这还不是最可怕的，最可怕的是，当我们想通，想要走出围城的时候，又走进了病急乱投医的误区，这个举动在当时成了压死团队的最后一根稻草，整个“初梦”团队开始出现内部动荡。

那时同行的各种品牌在朋友圈日见增多，其中有家洗衣片的品牌方在很短的时间内就在行业里名声大噪。虽然“初梦”当时也是较有名气的品牌方，但产品销量已经严重下滑。

意识到团队在逐渐走向守株待兔的情境后，我们抱着学习的心态，带着团队嫁接了一个全新的品牌方，做了这个品牌的最高级别代理商。

当时这家品牌方对外号称有非常完善的团队培训系统、营销裂变系统、引流系统、扶持系统……但是，当我们真正接触后才发现，根本没系统，实际上他们给到代理商的所有系统都与宣传不符。

尤其是他们的团队培训系统，不但没能激励我们的团队，还给我们团队带来了毁灭性的打击。

原本整个“初梦”团队成员还是很完整的，虽然因为产品滞销大家有些失落，但团队凝聚力还是很强。愿意嫁接这家品牌方，是抱着想改变现状的初心，也是对团队核心领导的信任。只是事与愿违，在他们的团队培训系统启动后，我们就失去了一批团队成员，因为大家都接受不了品牌方的营销方式，大家对品牌的评价就是“弄虚作假”。

那一刻，我们才意识到，上当受骗了。因为这不仅跟我们的初心相背离，跟我们的经营理念相背离，更是跟我们的团队文化相背离。

但是细想之下，我们自己有很大的责任。当时这家品牌方花了很大手笔请明星代言，很舍得给品牌投入广告，我们选择跟他们合作，主要也是看中他们在行业里的名气，而实际上我们并没有认真仔细地深入调研过这家品牌方，也没有深入做过关于产品的满意度调查，只是在自己体验了一些试用产品后，就不顾一切做了最高级别代理商。

人在越急的情况下，越是会做出不理智的行为，越容易冲昏头脑，被表象蒙蔽双眼，当时的我们就是如此。

当时的情况可以说是骑虎难下，流失了团队成员不说，我们很多人拿的是大区，几百箱的货压在手里，进退两难。

但内心还是有些期待的，因为品牌方说的引流方案里面包含了给代理商送客户的福利，虽然存在理念上的分歧，但是我们还是抱着相信品牌方的心态，他们既然能做出这样的成绩，肯定也有过人之处，我们尝试这样说服自己。

但结果让人失望透顶，根本没有任何客户被引流过来，而且培训内容是让人弄虚作假。

至此，部分团队成员开始失去了信心，有些代理商也开始脱离团队，而我最看重团队，看着自己一手培养的代理商就这样离开，这种感觉对于我来说不亚于诛心。

当然，也有不少代理商选择了共克时艰，整个“初梦”团队在经过调整优化之后，还是依然活跃在市场，“初梦”的产品依然受到很多人喜爱。

当时与这家品牌方链接，虽然我们的初心是为了学习，但我们付出的“学费”太昂贵，也忘了人生的每一条路其实都没有捷径，复制别人的路也未必就能成功到达彼岸，大多数还是会“水土不服”。

这就是我在创业过程中病急乱投医血淋淋的例子。

生病需要及时医，但切勿乱投医。当时我们的团队确实“生病了”，但并未到达病入膏肓的程度，如果处理得当，完全有办法可以愈合，但我们偏偏选择了一条急于求成的道路，当然我们也都不自知。

团队出现了问题，肯定主客观原因都有，同行多了、竞争大了、蛋糕小了……这些固然是客观存在的事实，但根本原因还是内部出现了问题。如果我们知道内省，懂得向内看，强大自己，或许在这个过程中我们就顺带把问题解决了，一味向外看，最终只会将自己掏空。

疫情之下也是一样。疫情暴发后，许多人陷入了事业危机，生活和工作不能维持正常运转，这个时候很多人不知不觉就开始病急乱投医，最后付出的代价十分惨重。

不管是创业初期还是成熟期，都会遇到不同的问题，对于创业者来说，如何能做到对症下药，这就十分考验我们。

后来因为事业战略调整，我将“初梦”交由姐姐打理，有些遗憾，但这些经历也都是我成长的印记，它时刻提醒着我，不要犯同样的错误。

第 55 章

没人可以做你的眼，风景需要用心看

我相信每个人心中都有一幅画，但画中的风景千姿百态，即使同样一幅画，也各不相同，因为每个人欣赏画的角度和眼里的世界都不一样，所以属于自己的风景只有自己用心看才能体会到。

看过这样一句话：每个人的经历和追求的期望值都不同，个人的能力和资源也不同，那些看起来相似化的成长路径，其实到了最后的检验关头，还是会有明显区别，无法做到“同途同归”。

我非常认同这样的观点，确实，没有谁会踏雾而来，风景都要自己亲自去看。

世界这么复杂，难免会被迷雾困住，有时候甚至会被这些迷雾扰乱阵脚。这个时候，有人习惯在原地等待他人来解救，但其实在拨开云雾，找到人生方向的这条路途中，最主要的还是靠自己，要有自救的能力。

可能是从小独立惯了，所以我会一直习惯自救。因为我明白，有些路必须自己披荆斩棘才能到达彼岸，想要追寻的风景也要自己去追，才能尽收眼底。

在“初梦”团队摇摇欲坠的时候，我的选择是通过学习来改变现状、帮助团队成长、扭转产品滞销的困境……

但团队成员却不这么认为，没有一个人支持我，包括创始人在内，他们都不主张学习。甚至当我主动把学习的方式方法毫无保留分享给他们的时候，迎接我的却是他们泼来的冷水和嘲笑声。

核心团队决策失误，想要借助外界力量来拯救自己，盲目跟新的品牌方合作，导致团队成员手上积压了很多新品牌方的产品，我自己当时就积压了 300 箱的货在仓库，原本以为这么火爆的产品肯定不愁销量，但现实却给了我们重重一拳，所谓的火爆只是假象，而且这款产品的客户使用反馈非常差，回购率几乎为零，远不如我们的“初梦”品牌。

虽然两个品牌属于不同领域，一个是化妆品品牌，一个是日用品品牌，但“初梦”毕竟是我们自己从头到尾参与，用心打造，在对产品质量严格把关下才诞生出来的品牌。所以，即便当时在微商界化妆品的竞争已经非常大，但“初梦”还是有销量。

但是比起仓库里积压的几百箱货来说，“初梦”当时的销量对我来说也是杯水车薪，为此我也有些慌乱，可是又孤立无援。

想向创始人求救，但她的库存远比我多；想跟团队小伙伴一起商量，但他们都是各种负面的说辞；想跟核心团队成员讨论，也没人发言，大家都已经失去了能量。那一刻我知道，接下来我要面对的就是：孤军奋战！

胡思乱想解决不了问题，把产品销出去才是最重要的事，因此我开始自己一个人出去摆地摊，就在那样的机缘巧合下我接触到了学习这条路。当时关于这场学习的广告语是：想让你的产品狂销热卖吗？我确实被这句广告语吸引了。

那次学习虽然只是在一个小会场，但所有现场参与的人都有机会站上舞台去介绍自己的产品，而我当时在现场的表现就给一个女孩子留下了很深的印象，也是因为她送了我一张票，后来我去参加了乔·吉拉德的封麦会。

那是乔·吉拉德全球封麦会的东莞站，那一站彻底激发了我的学习潜能。

当时在现场我就一直在思考一个问题：为什么这么多人抢着买老师的课，包括我自己在内？如果我学会了老师的方式方法，那未来不管做什么，产品肯定不愁没销路。虽然刷爆了自己的信用卡，但我还是毫不犹豫地报名了课程。

那次学习回来之后，我非常兴奋，第一时间就把这个好消息分享给团队的伙伴，我告诉他们，我们的产品销路有救了，如果我们认真跟老师学习销售方法，学习组织会销、一对多招商等课程，说不定我们很快就会扭转困局。

可是，他们却认为我被人洗脑了，觉得学习没有用，觉得“销售”根本不用学，包括创始人在内，我们的分歧也由此开始。通过这件事情我发现，原来我们看待事物的角度已经渐行渐远，在拯救“初梦”这件事情上，整个团队已经人心不齐。

我也很灰心，我刷爆了自己的信用卡报名学习，初心是为了拯救我们一起创办的品牌，不想我们共同的梦想就此破碎，可是这些努力在他们看来却一文不值。

这件事情虽然对我打击不小，但我很快调整了状态，我跟自己说，这不是老师课程的问题，而是我自己的问题，团队不愿意相信我，说明我学习得还不够，我的能力还不够。我学着换位思考，学着站在他们的角度思考问题，当时面对这么大的压力，他们其实已经很迷茫了，人在迷茫的时候说出的话，很多都是一种自我保护而已，我也从未责怪过他们。

团队已经是一盘散沙，面临代理商的退货也是预料之中。当时摆在我面前的只有两条路：一是坚决不给代理商退货，因为都过了保退期；二是只要有代理商退货，就无条件处理。最终，我还是选择了第二条路，原因是我不想让曾经跟着我一起创业的小伙伴们失望。

很多人都说我傻，因为其他核心管理层都拒绝给自己的代理商退货，但我就是这样，我永远把团队放在第一位，虽然当时为了给大家处理退货，自己都负债了，我也从未后悔。

“初梦”的这次经历，更加让我明白与时俱进和学习的重要性，因为风口浪尖的红利总会过去，而创新才是永恒。之前团队的核心层，还有汪华华，或许他们到现在还依然认为学习不重要，但从2016年之后，学习反而成了我生命中不可或缺的一部分。

到目前为止，我投资在学习上的支出已经远超一部高档汽车，甚至可以支付一套房子的首付，学习让我很有安全感，这些学习经历最终都成了我对抗这个世界的坚实底盘。

或许有时候我做的事情在别人眼里毫无意义和价值，但这就是我的标准，无关他人，在我心里的风景是未来，不是眼下一时的得失。

第 56 章 被伤过的心，很难愈合

所有的事情只有在最初的时候才是它本来的样子，越往后就越会偏离我们内心的轨道，而且总在不经意之间，悄然脱轨。

年少的时候总是很天真，习惯给所有事情加上“天长地久”的期限，可是却忘了在这个世界上没有什么是不会过期的，包括友情。

都说亲情血浓于水，然而友情在我心中也不亚于这个标准。在每一段友情里，我永远都是那个奋不顾身、完全交付真心的人，只是到最后，我也总是那个受伤的人。

友情，起初总是简单、纯粹，不管结局如何，我也始终相信是如此。

因为原生家庭的关系，从小到大我一直很不自信，虽然有很多想法，却不知道如何表达，在经过系统学习之前，都是这样的状态。所以，我特别欣赏和羡慕那些天生很自信，说话逻辑性很强的人，一旦遇到这样的人，我就会不自觉被他们身上这种特质吸引，想靠近他们，跟他们成为朋友。

在大学的时候，就有过这样的经历。

大学的时候，班上有一个女同学，虽然长得不漂亮，但她的自信、洒脱、开朗和超高的情商，深深地感染了我，尤其是她讲话的思路，她总是很容易就能抓住重点，跟我形成了鲜明的对比。

或许人就是这样，我们总是会对自己无法拥有的事物产生极大的兴趣和好奇心。

因为一次课堂提问，我跟这个女同学成了好朋友。

有次老师上课的时候，让大家举手回答问题，我知道答案，但我不敢举手，因为我对自己的表达能力没有信心，不知道如何组织自己的语言。可就在我默默低着头内心挣扎、生怕老师叫到我的时候，女同学站起来了，用简洁又清楚的语言回答出了老师的问题，并且还追加了老师一个问题。

一瞬间，那个一头利落短发、充满自信的女同学，一下子就把我的目光锁住了，原来自信的人真的自带光芒。

下课后，我鼓起勇气主动上前跟她讲话，勇敢地告诉她："你好厉害，刚刚你回答老师的问题，我心里也是这样想的，但是我没敢举手。你回答的时候简洁明了，大家一下子就听懂了。"

她很礼貌地对我笑了笑，到了第二节课，老师再次提问的时候，她就一直给我使眼色，鼓励我举手发言，那是我第一次在大学课堂上鼓足勇气举手回答问题，那一刻我感觉她仿佛就是上天派给我的救星。

都说靠近什么样的人，就会成为什么样的人，我特别想变得跟她一样，所以从那之后，我就主动去她们宿舍找她，想跟她交朋友。也因为大家志趣相投，我们很快就成了很好的朋友。

除此之外，她的才艺也很突出，唱歌跳舞样样在行，还经常参加学校的比赛，她很努力，每次赛前都会花很大的精力练习。她的进取心和在舞台上闪闪发光的样子，总会给我很大的触动，也让我一直在内心跟自己说：我也要像她一样努力活出自信的自己。

那段时间她确实是我的标杆，我想我后来的很多努力，跟她给我的启发都是分不开的。就这样，大学四年，我们一起笑、一起哭、一起疯，无话不谈，直到大学毕业。

现实本就世故，只是我从来没想过，这样的感情在金钱面前会如此不堪一击。

大学毕业之后，不管有多不舍，大家都要各自去闯荡，独自去面对这个社会，时间久了，也就渐行渐远了。

大学毕业后这位女同学很快就结婚了，买房的时候还找我借钱，那时候我确实靠微商创业挣到一些钱，当时她看我微商做得不错，就主动提出想加入我的团队一起做，我也二话没说就答应了，正式带她创业。

为了帮助她很快地融入团队，让她尽快适应，我经常在团队面前塑造她，她也很快成了我团队里的核心成员。只是没想到这样的举动，最后成了砸伤自己脚的那块大石头。

团队管理本身就不是一件容易的事情，有时候团队成员之间难免会有一些声音，有些可能是针对产品，有些可能是针对公司，有些可能是针对我，因为我是团队老大。那时候她私下加了团队里很多人的联系方式，而当有些人在她面前抱怨的时候，她却没有阻止这样的情况，身为核心成员，她没有主动避免团队内乱，而是火上浇油。

不仅如此，她还违背公司的规定，跳过我跟公司进货，私下跟我的直属代理商联系，用恶意低价给他们发货，在团队最困难的时候还拉着我团队的人去做其他产品。

而我竟成了小丑，人前大家都知道她是我的好朋友，但是人后她却一直做着背叛我的事情，甚至最后她连我的家人都不放过，连我的亲姐姐都要挖走。

后来我才明白，原来在利益面前真的没有朋友。

以前每次比赛的时候，舞台上的聚光灯照在她身上，她灵动得就像明星一样，我都会觉得自己不如她，但现在想来一切都很讽刺，那个在我心中闪闪发光的女孩，已经黯然失色。

年少时的感情是最纯真的，以至于到现在我受伤的心还没有愈合。不知道是她变了，还是我天真，我从来没有想过我们的友情基础如此淡薄，但现实却给了我非常明显的答案，生意场上没有永久的关系。

或许，人各有志，每个人都会选择自己想要的那条路，我没有权力干涉她的选择，只是感叹这份友情太匆匆，我没有怨恨她，我知道没必要因为别人的错来惩罚自己，因为这样只会让自己陷入无限的痛苦中。

创业这条路注定了是孤独者的战场，在这条路上面对背叛也是我们的必修课，但不管怎样，我还是那个负重前行的勇敢者，勇敢者或许会一时失意，但不会被打倒。

第八部分

星光满怀

第 57 章
生活会给你考验，也会给你答案

释迦牟尼说过：无论你遇见谁，他都是你生命中该出现的人，绝非偶然，他一定会教会你一些什么。

生活中所有的事，到最后总会有答案，重要的是，在找到这些答案之前，我们是否守得住初心。有时候，我们不必急着让生活把所有答案全盘托出，因为生活是个智者，总会考验我们的耐心，就像我们对着空谷说话，总要等上一会儿，才会听见那绵长的回音。

泰戈尔说过：你今天受的苦、吃的亏、担的责、扛的罪、忍的痛，到最后都会变成光，照亮你的路。

只是往往人在失意的时候，总是会先迷失了方向。

当时“初梦”的解体确实给我带来很大的考验。一夜之间事业回到原点，第一次站在了人生的岔路口，不知该何去何从。当我看到团队成员很快就投身其他工作，很快就去做其他产品，很快就失去联系的时候，我更是迷茫，我开始怀疑自己之前所有的坚持到底是对还是错。

在我眼里，“初梦”就像是我的孩子，我赋予了它美好的愿景，可是当它夭折的时候，作为品牌创始人却表现出无能为力或者无所谓的态度，团队也没有人能理解自己，我花了那么多的时间和金钱去学习，也都是为了团队能够更好，可是大家却视而不见。

是我太长情，还是他们太薄情，我不得而知，只是说不出的心痛。创业失去金钱，通常不是致命的打击，失去信仰，才是最致命的。我一直很天真地以为，那些大家说过要共同努力，要坚持到底，要不离不弃的誓言都是真的，后来我才发现终究是自己错付了真心。

我发现自己在感情里也是一样，谈了四年的感情，一直得不到回应，最终亮起了红灯，两个人渐行渐远，心里也就慢慢失去了依靠。

那段时间我非常痛苦，每天都在煎熬中度过，因为我内心始终过不去这个坎儿，有很多事情想不通，找不到答案。

做什么都失去了动力，只想远离这些纷纷扰扰，我甚至把自己的财产都分配好了，一部分留给家人，一部分留给社会做公益，一部分用来云游四海。当时我一心想去不同的城市，想去见不同的人，想去看不同的风景，虽然不知道未来会怎么样，但在当下那个点，我就想做这样的事，只想去过这样的生活。

或许冥冥之中自有安排，机缘巧合之下，一个朋友邀请我一起去江门观音寺做礼拜，几次礼拜之后，我渐渐发现，其实自己一直寻找的答案就在身边。

朋友邀请我的时候，我丝毫没有犹豫就去了。每次礼拜吃住都在寺庙里，每天早起静心打坐，学习佛家的智慧，为了能从头开始，我把头发都剃了，慢慢地就放下了内心的执着。

然而，让我一下子幡然醒悟的是朋友的突然昏厥，那一刻我才真正明白：除了生死，其他都是小事！这句话的真正含义是，在死亡面前，所有的执念都变得毫无意义。

那天清晨，在去做礼拜的路上，走着走着，朋友突然就昏倒在地，毫无预兆，我整个人也没了主意，心跳加速，浑身颤抖，那一刹那，我想起了父亲和外婆，真的好怕她不能醒过来。

我紧紧抱着她，攥着她的手不敢松开，不停呼喊救命，最后是寺庙里的中医过来针灸了几下，她才慢慢苏醒过来。看到她慢慢睁开眼睛，我一下子就哭了出来。

后来听她说，才知道原来她心脏一直不好，以前也经常有这样的情况，只是没有这次严重，加上她的工作性质，加班熬夜是常态，压力很大，这对身体伤害极大，所以才会有这样的情况发生。

一个活生生的人，一下子在自己面前昏死过去，这种感觉我难以言表，只觉得死神随时都有可能降临，随时都有可能夺走一个人的生命，而一个人生命的意义到底是什么呢？

我开始反思，也开始思考自己来寺庙做礼拜的意义。

我又想起了父亲，一想起他，我就感到生命真的很脆弱，有时候脆弱得就像一张纸，轻轻一碰就会碎，最后灰飞烟灭，消失得无影无踪。

我反问自己，所以我还在执着什么？还有什么放不下？如果有一天我也像父亲一样把自己累死了，又有多少人会记得我？我的生活不是为别人而活，我的生命也不该浪费在没有意义的事情上，我应该收拾心情，重新出发，活出自己的精彩。

在经历了这件事后，我正视了自己的内心。从那之后我再也没有沉迷在“初梦”瓦解的这件事情中，我也试着理解之前的团队成员，或许当下他们做出的那些决定才是最合适、最好的。

而我也不该把学习强压在他们身上，他们学或不学，都跟我的学习无关。学习原本就是快乐幸福的成长过程，而不是为了拯救别人，如果我的学习能够帮助到他人，那是我和他人的幸运，如果没有，那也不亏，自己学习、自己成长就足够了，不执着于每个人都理解自己。

想通之后，人也轻松了，我也没有着急开始新的事业，而是比之前更加努力地学习，因为“磨刀不误砍柴工”。事实证明努力也都不会被辜负，努力发光的人，也终将被看见。2017 年，我被当时学习的这家教育培训公司的老师看中，成了公司的核心成员。

在第一次事业高峰期的时候，生活把这份考卷摆到了我的面前，起初我非常不理解，也觉得非常不公平，为什么生活偏偏要为难努力的人。

事实上，生活并没有为难我，万事万物都有它的发展规律，适者生存，不适者淘汰，这是自然界的规律，也是职场的规律。

然而那时候的我，只是空有一腔热血。

或许每天 6 点起床，你已经觉得自己足够努力了，但是偏偏有人每天 5 点就起床了，社会本来就是复杂的战场，光靠努力远远不足以立足，努力只是基本条件，求知、求新、求变，才是永恒的能力。

感谢生活在那个时候给我发出了考卷，它是在提醒我，我该好好思考未来。

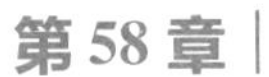

第 58 章 习惯触底反弹，这就是坚强

来了深圳，一切好像又是从零开始，又回到了原点，情感危机，方方面面的不顺，让我陷入了人生低谷。有一个人，我一直在等着他，是想和他结婚吗？但是他好像一直都在逃避这件事。

两个人在一起开心就行了，他也不会给我兑现什么，我一旦提出结婚的要求，他就会觉得我在犯病。他和我在一起，只要提到结婚，他就不太开心，后来我们就渐行渐远了。

而事业上，我也不是很顺利。人就是这样，一旦情感上不顺，事业上也会同时受影响，这大概就是心态影响一切吧。

那时，我的心理上，没有什么依靠，挺颓废，也挺沮丧。就是非常迷茫，又不想继续这样等下去，又不想伤害别人。就是不想做一个坏人，那种很复杂的心态最终折磨的是自己。

在事业上，我越来越忙，却越来越抓不到重点，感觉自己付出了全部心力，但结果却没有达到预期。真的很消耗体能、脑力，而自己的付出，伙伴们竟然还不领情，还嘲笑我。

就觉得没有人能理解我，就是处于情感和事业上不被支持的状态。

人处在低谷，往往是经历了重大的失败，精神上很脆弱，需要恢复，重建自己的内心。这就是我那时的状态，自己一个人很无助，但又不知道谁能来拉我一把，而且，我知道，很多时候人处于低谷时的那种无助与空虚的心境，只有靠自己才能走出去，谁也帮不了。

从低谷走出来，首先应该振作起来，恢复一切，最好是从身体开始，直接从精神上扭转很难，很难自信，而从身体上恢复反而容易，是个不错的突破口，先恢复身体能量，再反过来影响精神状态。那时，我开始自我调整，按时睡觉，抽时间做一些运动。睡觉能让身体和精神都得到一定的休息和休养，是最直接、简单、有效的方式。睡觉之外就是运动，散步也好，慢跑也行，某个阳光明媚的早晨，或者风和日丽的午后都可以运动一番。

我觉得人生遭遇低谷不可怕，应对得当，就可以把失败变成成功的契机。只有自己堕落了，走不出来了，失败才会被放大，才会变得越来越可怕。

对我来说，人生低谷，就是一种浑身是劲却使不出来的那种状态，就感觉孤立无援，没有人能够懂我，没有人去一起扛这个事儿。情感上，付出真心，当然渴望有相应的回报；而事业上，因为钱花出去肯定是想落地有声，但是往往事与愿违。

人的一生不可能都风平浪静，有高峰就会有低谷，不管是事业上还是感情上，都有可能给人致命一击，让人一蹶不振。面对人生的分水岭，人总会思绪万千，不管遇到什么困难，总是会过去的。

其实，我的内心也渐渐坦然，每个人都会经历人生低谷期。每天所做的事离自己的梦想越来越远，有时甚至一塌糊涂，自己也不知道该怎么办。想向更高的地方走，但是心力已经不够，只有冷静下来，积聚自己的心力，让自己的信念不会因此动摇。

那个时候我感受到了来自全世界的恶意，甚至希望自己是被世界遗忘的。但是人生最坏的样子不就是这样吗？只要我自己不放弃，每一分每一秒都坚强地去继续拼搏，只要我自己不服输，谁又能让我服输呢？我那时，仍然相信以后的每一天都会比这一天更好。

人生低谷让我痛苦，也许是因为我不能接纳自己的不好，我希望自己的方方面面都很完美，但世上哪里会有那么多完美的事情。我的能力不是一百分，我的感情不是一百分，我的事业也不是一百分，而当我内心的标准极高时，这一切的不如意都会让我倍加痛苦。只有勇敢地面对现实，并且以日拱一卒的积极心态去试图改变一切，才会重新发现，我周遭的一切都在一点一点变得更好，改变，是我在那时做出的最明智的选择。

我们的生活就像走钢丝绳一样，必须小心翼翼。我们对失控的承受能力非常低，恨不得所有的事情都在自己的掌控范围之内。我们对自己的要求特别高，却不自知，过分相信自己的能力，觉得应该能做好为什么却没做好，对自己生气，也对别人生气。

我并不是一个完美主义者，但却常常遵守着完美主义的准则，似乎特别难以接受那个不完美的自己，因此，也很难接受不完美的他人。

其实，只要我们坚持去一点一点改变，未来可期，前程美好。通过学习、思考、找资源等种种方法让自己变得好起来，不要过分聚焦于结果而忘记了事情本身，天天成长，天天都会有好心态。低谷只是一时，高光时刻终会到来。

处于人生低谷期时，帮助我触底反弹的是心中的信念、积极的心态与持续大量的行动，接纳自己，才能绽放自我！

第59章
是金子总会发光

一个真正优秀的人，是从内心开始的，金子与石头的区别不是多与少，而是优与劣，不要等待别人来照亮自己，而要做一个发光体，去照亮别人。

是金子总会发光，这句话出自著名诗人尼采，他说："All is not gold that glitters，But gold will glitter forever。"

"闪光的东西并不一定是金子，但金子总会发光。"这句话是用金子比喻人的潜能，意思是只要自己具有才能，靠着自身的努力，就一定会被发掘，发光发热。

但人往往会很矛盾，在自己没有努力的时候，总认为只要自己努力就一定能行，可是当自己努力了，却还看不到结果时，心里又会觉得命运不公，抱怨自己不管怎么努力都不会成功。所以，即使这句话从小听到大，内心也早已麻木，把放弃努力当成了习惯。

缤纷灿烂的过程，比不上实际的结果，到达彼岸的过程注定不会一帆风顺。如果努力了，暂时还没看到理想的结果，那就再努力一点，哪怕到最后，结果也未必就如我们原先所想，但也绝对不会差，而且努力的过程一定刻骨铭心。所以，我一直坚信这句话，并且我也得到了好的结果。

前面有跟大家分享，面对第一次创业失败，我确实抱怨过上苍，让一个努力的人一夜之间痛失所有。说实话，当时的自己已经对努力这件事情失望透顶，感觉自己已经无法再继续努力了，但是后来通过学习发现，一时的成败并不能决定一生，只要无惧现实，努力发挥自己的潜能，终将收获肯定。

2016 年对我来说，是非常不平凡的一年，这一年我通过学习走进了全新的领域。我先是参加了有关销售的系统学习，在系统学习之前，我不知道原来自己有这么大的潜能。

当一个人的潜能被激发出来的时候，真的是无所畏惧。那时候老师为了帮我们克服内心的恐惧，下了很多的苦功，也让我认识到，一个真正优秀的人，是从内心开始的。

从 2017 年开始，由于长期的努力，我从团队的边缘人物逐渐成长为团队的核心人物，老师开始把一些重要的任务交给我，我开始当会议的主持人。会议主持人直接关系到会议的成败，是核心人物中的核心人物，我非常感恩老师对我的信任，但他却告诉我是金子总会有发光的机会。其实，我们每个人的机会都不是别人给的，而是我们自己内心想要，并付诸实际行动，通过吸引力法则去获得的。你想要什么，先要让自己成长，让自己配得上它，这样，你才能真正得到它。

作为会议的主持人，我与团队配合得非常好，大家也渐渐认可了我的付出。那个时候，我就已经开始具备这样的能力，同时对自己的职场生涯有了更大的野心。因为我有这个能力去做，然后我还有野心，就是要把它做好，做

到极致。两到三个月的时间，我就已经做出了令人刮目相看的成绩。然后，越来越多的会议都是我当主持人，可见，只要自己能持续发光，所有人都看得到。你自己的能力，不仅能体现在结果上，而且在做事的过程中，那种积极的状态与全身心付出的专注力，也能感染到每一个人。

很累，累到想要放弃的时候，就告诉自己，放弃之后将会一无所有。又怎能放弃？唯有坚持，唯有勇敢地走下去，才能发现自己原来也是一块能发光的金子。路是走出来的，不是等出来的；机会只给准备好了的人，而不会给没做任何准备的人。

人都是被逼出来的，要多去做那些富有挑战性的事，这样才能快速成长。每个人都是有潜能的，生于忧患，死于安乐。面对压力的时候，不要焦躁，在做事的过程中历练自己，我们才能不断接近成功，人只有有了压力才会有动力。

如果你简单，世界就对你简单。我那时只是一味地努力，并没有想太多，把所有的心力与能量都花在如何做好工作上，自然职场会给我更多发光、发热的机会。人生没有彩排，每一天都是现场直播。种下什么因，就收获什么果，也许你偶尔会想，如果人生真如一场电子游戏，玩坏了可以选择重来，生活会变成什么样子？但是，时光流逝一去不复返，每一天都不可追回，所以要珍惜每一次机会，每一分每一秒都尽全力去做到最好，这样，人生才不会后悔，才不会留下遗憾。

人生有两大悲剧：一是万念俱灰，二是踌躇满志。我们在困境时不悲观，在顺境时也不骄傲，不卑不亢，以

“空杯心态”去做事，多学习，多用结果说话，这样，我们的潜能才会被激发出来，我们才会是一块名副其实的金子。

“谦谦君子，卑以自牧。”保持谦虚谨慎，做好自己的事情，是金子总会发光！

第 60 章

心有多大，舞台就有多大

心是一个人的翅膀，心有多大，舞台就有多大。心有多大，就注定你能飞多高。很多时候限制我们的是故步自封，而当我们把自己的内心打开，就会发现心远地自宽。

《庄子·逍遥游》中记载："鹏之徙于南冥也，水击三千里，抟扶摇而上者九万里，去以六月息者也。"人的志向如果像大鹏鸟那么高，不给自己设限，那么整个天空都将是你的舞台。

志向和梦想就是人生的航标灯，如果没有它们，人生就会走向虚空和庸俗，注定会成为一个失败者。我们要像鲲鹏一样，"扶摇直上九万里"，这样，我们才对得起自己一路走来的付出与艰辛，才会真正无怨无悔。

当我成为团队核心人物后，我们去香港开课、去东莞开课，老师一旦开课，就会叫我去做辅导老师。我一边做主持，一边做辅导老师讲课。通过精彩的主持，引导客户现场成交，还能卖自己的课程。也就是说，那时，客户不仅是冲着老师的课程来的，同时，对我的课程也同样非常认可。我的课程收费是一个学员 2980 元，我凭借自己的潜能发挥，为整个团队创造了大量的业绩，那时候可以说是我人生中一个重要的高光时刻。

后来，我们去上海参加了一个美博会，从大会场过滤到小会场，过滤出来之后，全都是精准客户，请我去当主持，客户就在现场成交，成交率非常高，大家对我更加刮目相看了。

那时，每一个学员都要去展示，你今天学了会销，就要用刚刚老师讲的这个逻辑，用会销的方式把你学到的东西展示出来。我当时就通过自己扮演学员的方式去做示范，把老师讲的那些东西的框架讲出来，结合了我自己的产品和我自己的一些案例，我讲完之后现场每个客户都购买了课程。这样的成交率是相当令人震撼的，这也是对我长期以来努力的一种褒奖，同时，也鞭策着我继续努力前行，创造更大的业绩。

在一个陌生的城市，在一个陌生的环境，通过现场的案例示范和我的主持功力，就完成了现场所有客户的成交。这样的成功，不仅验证了成功的经验，而且也帮助团队形成了成功的模式。可见，我们那时的成功经验和成功模式，即便是到了一个陌生的城市，也一样能发挥作用，并创造出可观的业绩。

然后，我就开始复制，我在微信里去维系客户关系，去不断创造新业绩，同时，还通过多种渠道去帮助团队其他成员成长，我因此得到整个团队更多人的认同和支持，我在团队发展过程中发挥着越来越重要的作用。

每一株小草都有钻出泥土的梦想，每一粒种子都有长成参天大树的梦想，每一只蝴蝶都有冲破茧飞向天空的梦想。但梦想终究是虚幻的，不去实践，就永远只是个不可能实现的梦。

光阴似箭，而光阴里缱绻的点点滴滴，却让人久久回味，难以忘怀。主持生涯，让我发现了自己的闪光点，也成为我人生中的荣光时刻之一。许多事情在回忆里，总会有一种浓重的幸福色彩，昨日的种种艰辛，都只为换来星光满怀的时刻。

我一路前行，风雨兼程，我深知：不愿迈开前行的脚步，就无法到达最美的远方；不敢放下眼前的安逸，终究无法得到期望中的成功。不要给自己设限，要破除心灵的藩篱，一步步走出自己的小天地，去开拓人生的大舞台。心有多大，舞台就有多大。

我深切感受到，人只要能不断地突破自我，就能拥有大格局。没有理想抱负的人，就好比井底之蛙，只看见井口那么大的天空。人生最重要的事情，首先是要确立远大理想，当你这样做之后，就如同翱翔的雄鹰长出一对坚硬有力的翅膀。在暴风雨中不畏风险，勇往直前，跨越巅峰，飞向世界最高处，整个天空都将成为你的舞台。

拿破仑曾说："不想当将军的士兵不是好士兵。"我们应该竭尽全力去追求有可能实现的目标，不论在什么样的环境中，只有树立雄心壮志，才能干出一番轰轰烈烈的事业！

人要有崇高的目标、坚定的进取心、脚踏实地的努力，才能点燃激情，乘风破浪！

第 61 章
创业只能往前走，前进的路上总会遇到合适的人

2019 年，在老师的帮助和指引下，我进入了全新的行业和领域，以创始投资人的身份加入了黄飞鸿健康养生科技（广州）有限公司的中医养生项目，2021 年是项目发展三周年，三年时间在全国差不多有 4000 家门店挂上了我们的品牌。

人生路上，不仅要靠自己的努力，还要靠平台的力量、贵人的指引、团队的帮扶，成功不会是个人的成功，是靠团队和平台的成功。一个人的力量是非常有限的，要懂得借力，借贵人的力量、借团队的力量，更要借平台的力量。

那时候，大健康行业已经成为一大趋势，国家提倡“健康中国”，而且大众的健康意识也越来越强烈，因此中医养生项目的前景是非常广阔的，那时能进入养生行业，对我来说不失为一种极大的幸运，更何况是如此大的一个超级大 IP。

想要别人帮助你，你必须有自己的特长，你有比别人出众的那些闪光点，才能被别人发现，才会有贵人适时相助，这样，自己的人生才会拥有更多成功的机会。我的特长有很多，如我的成长力、胆识勇气、思维缜密、气质出众等，这些都是人们可以轻易从我身上就发现的闪光点。

所谓特长，就是和其他人不一样的地方，也即特别擅长的技艺或研究领域。我的特长是别人替代不了的价值，我拥有这些闪光点，在团队中才更有价值。当别人需要我的时候，我才能不可替代，机会才能给到我，我离成功才会越来越近。

大部分人都是没有棱角的普通人，但凡有出类拔萃的地方，就能很快提升曝光率，有了曝光率，得到贵人相助的概率是不是大一点？所以，让自己快速成长起来，让自己身上的闪光点更多一些，就能比普通人得到更多的机会。

那时，我们的黄飞鸿理疗馆项目能发展得如此迅速，主要有几个原因：第一，产品优势，收获了很好的用户口碑；第二，核心领导层，每个人擅长的领域都不同，但是整合在一起就是很强的力量；第三，有非常强大的加盟系统，每个环节加盟商都不用担心，包括帮他们做裂变和运营。任何时候，我们都是想在代理商的前面，永远把最好的留给相信我们的人。

我很感恩能成为如此强大的公司的联合创始人，并且成为这个项目的深圳第一人，而且，公司所处的行业是朝阳行业，对个人来说，发展前景是无限广阔的。

当然，我更感激贵人对我的提携，没有他们的帮助，我的事业不可能顺风顺水。

我觉得，人生当中如果没有贵人相助，根本原因不是人家没有眼光，实在是自己太普通，那时，我身上有足够多的闪光点，让贵人们一眼就看中了我，觉得我是能担当大任的人。

有特长的人容易得到贵人相助，那贵人为什么要仗义相助呢？或者说贵人帮你到底图什么？其实原因也简单：价值投资。当你成为一个有价值的人，别人也就愿意在你身上投资，愿意把大好机会给你，因为你是可以利用这些机会去创造更大价值的。

世上没有无缘无故的爱，贵人帮助年轻人，自然也不是无缘无故的爱，而是为了获得丰厚的价值。他们给你指点迷津、给你钱、给你资源，甚至直接把成功的机会给你，潜意识里就认为，帮助这个年轻人，以后团队与平台极有可能获利丰厚。

所以，“天助自助者”，这是至理名言。

想得到贵人相助，得有一定的潜力，让贵人们相信，此人以后一定能做成事，只是需要人推一把而已。

在黄飞鸿健康养生科技（广州）有限公司，我找到了自己的舞台，我像是一块找到合适位置的金子，尽情地释放着熠熠生辉的光芒。在这个平台上，我很好地发挥了我之前做微商时的优势，光微信我就有 7 个营销号，每个号有 3000~5000 人，我用互联网的经验，结合项目优势，开了我人生中的第一家门店，也很快在我之前的圈子里和陌生的市场里提炼出成熟的经验和方法，并且成功发展了加盟商，实现了简单的裂变，为公司创造了辉煌的业绩，一年时间回款给公司近 700 万元，年销售额突破 2100 万元，而我在公司也成了举足轻重的人物。

我感恩一路上的贵人相助，只要自己足够努力，一路上我们就会遇到很多贵人。

贵人相助是一件有温情的事，当自己足够努力，付出全部真心时，别人也会在某个时候卸下防备，为你打开一扇门。当贵人们在努力的年轻人身上，看到曾经的自己，自然是十分愿意伸手拉上一把的，因为，你努力突破自己的样子，真的很让人感动。

每个人走上人生巅峰之前，都是从小人物开始，一路披荆斩棘走过来的，当他们功成名就以后，看到同样努力的年轻人，会想起自己的艰苦岁月，一种共情与同理心会油然而生，贵人总是希望帮助更多年轻人取得成功。而我自己成功之后，也会成为别人的贵人，这就是为什么成功往往是群体性的，而不是个例。

个人成功是小成功，能帮助更多人成功才是大成功。

第62章
一定要找到自己的天赋和热情

事业上，如果我找合作伙伴，我在心里会有自己的标准，我看重一个人的热情，只有充满激情地去做事，才能更快取得成功。

但是实际上我发现，如果我和合作伙伴的很多想法、思维等不能达成一致的话，我觉得大家都会很痛苦，就不要去强求了。如果大家能一起去做成一些事情的话，其实还是蛮有意义的，我是很看重团队的，团队也是一个家，大家走到一起，就是一种缘分。

我以前对于销售其实是没概念的，虽然我有热情，也有激情，也喜欢叽叽喳喳，也会卖产品、卖课程，但是对于销售这个板块是没什么概念的。老师的那本书里面讲到了一句话：作为销售，你就是一个推销员，就是低声下气的，这是不正确的想法，销售是一件很伟大的事情，成交了，你就有可能成就他。其实，销售是在做一件很有功德的事，因为你通过销售，把一个又一个成功的机会给到客户，这当然是非常有成就感的事，也是功德无量的事。但在老师给我点拨之前，我并没有这么高的认知。

我觉得做销售不是一件丢脸的事情，相反，是一件无上荣光的事情。老师之所以成功，就是因为他找到了自己的热情和天赋，找到了自己擅长的领域，这对我的启发很大，所以我也在找寻自己的热情、天赋。当然，我通过实践找到了，因此，我也取得了足以让人艳羡的成绩。

虽然平常我也去老师那里做公众演说的助教、当辅导老师等，但实际上当我真正独当一面，拿到更多结果，证明了自己的价值和能力之后，在课程领域这个板块，还包括我去做公众演说、去启发青少年等，我的热情与天赋给我创造了更多发挥自己价值的机会。

顺应天赋不只是做自己擅长的事情，还要热爱它，要有十足的热情。此外，还要跟自己的心灵能量建立连接。无论如何，忠于自己的心灵以及通过正念获得积极情绪，都是发挥天赋的重要保证。

热情带来正能量，而且这些正能量能消弭你身上所有的负能量。在你的天赋发挥作用时，你内在的力量，你的潜力，都会全面发挥作用，以帮助你取得成功。寻找和探索你的天赋与热情，会让你走上截然不同的道路，哪怕再多的困难和挫折也无法阻止你走向成功。

每个人都是有自己独特的天赋，天赋让你做起事来得心应手，而热情让你做起事来不知疲倦，天赋和热情一旦结合，会让你做出连自己都感到惊讶的成绩。

在创业时要去学习的，就是将天赋与热情结合，这是我成功的密钥。其实，只要拥有了做事的天赋和热情，就决定了不管我们做什么事情都能快速成长。当我做公众演说时，不仅观众可以获得很大的收益，而且我自己在演说的过程中也会有成长，通过解析演讲逻辑，也在不断精进自己。所以，我在做事的过程中磨砺自己，发挥自己的天赋和热情，让自己的每一场演说都更有成效，成交率也在稳步上升。

之所以能让大多数客户认同我们，关键是我们有同理心与共情能力，而且能时时处处站在客户的角度思考，这也是一种天赋。而当我们成交了更多客户，并且真正帮助客户取得成功的时候，我们不仅会感受到巨大的成就感，而且做事的热情度也会提高，而做事的热情会进一步激发我们的天赋。其实，这就是一个完美的闭环，是一个快速成长的闭环。

成功需要热情，要激情四射；成功需要天赋，要知道自己的天赋所在；成功还需要脚踏实地，要有出色的执行力，一切好的想法，都需要有出色的执行力才能实现。梦想很美好，奋斗很艰辛，但奋斗是实现梦想唯一的路径，而天赋和热情可以让奋斗更省力，也更有价值。

在做事的过程中历练，发现自己的天赋和热情，是走向成功的捷径。

第九部分

星　途

第 63 章

不抱怨才是你的顶级自律

一路走来，有成功，也有失败；有信任，也有受骗。但无论是何种境遇，我始终是一个不会抱怨的人，遇事，我更倾向于从自己身上找原因，因为我觉得成功的钥匙其实不在别处，成功的钥匙就在我们自己身上。所以，千万别遇事就抱怨，因为不抱怨才是你的顶级自律。

控制不了自己情绪和状态的人，很难过好这一生。

人生不如意事十之八九，经常抱怨的人，负能量满满，同一件事情抱怨一两次是完全可以理解的，但反复抱怨，只能说明抱怨的人根本不想做出改变，一个安于现状的人是没法成长的。一个遇事就抱怨的人无自律可言，更难以想象一个经常抱怨的人能争取到自己想要的未来。

何为自律？自律，就是不抱怨，始终倾向于从自己身上找原因。

就好像我从小就坚持写日记，刚开始是用笔头在纸上写下日记，这些日记我都保存着，偶尔会去翻找以前的这些记忆，发现这些纸张早已泛黄，有了岁月的痕迹，也是我成长的印记。现在科技发达了，我都是用手机备忘录或者录音软件记录每天的事，这样的事情我做了近 30 年。

大学里，我雷打不动，坚持规律的作息，为完成自己的目标而严格执行计划，早起、运动、学习、实践……大学四年我没有闲下来过，那时候的我也不知道什么是自律，只知道好的习惯一旦养成，就会有意想不到的收获，让我在大学里学到比别人更多的本领。

出了社会，我是一个目标感很强的人。如果失败，我就从自己身上找原因。不管是当时微商创业失败，还是后来二次创业遇到种种问题，我都是第一时间向内看，以便下次能有更大的成功概率。其实，不管是成功还是失败，我都会及时复盘，总结经验，这些都是我在职场上的自我修炼。

凡事先学会自省，也是自律的一部分，发现自己身上的问题和不足，及时做出调整，而不是遇事就抱怨，从别人身上找原因，因为你自己成不成功，关键取决于你自己的态度和能力，别人和外部环境只是辅助因素。

除了身体自律外，精神自律更为高级和难得，而不抱怨就是一种十分高级的精神自律。

在职场中，我们常常能克制自己不恶语中伤他人，殊不知，过多的抱怨也是一种伤人伤己的语言恶习，因为这种负能量会造成自己与团队的内耗，让自己与团队缺乏战斗力。

如果我们心中有明确的目标，我们就重担在肩，就应该选择自律的生活。很多喜欢抱怨的人遇到事，会这么想：不是我自己不努力，只是困难太多无法战胜，也不是自己不够优秀，只是自己的队友不够配合。常常这样抱怨的人，没有一点试图改变命运的行动力，所以，种什么因得什么果，这样的人是很难取得成功的。

有一位哲人曾在自己的日记中写道："我未曾见过一个早起、勤奋、谨慎、诚实的人抱怨命运不好。"所以，真正有进取心的人根本就没有时间抱怨，一旦遭遇失败，他们会第一时间在自己身上找原因，并及时调整自己，投入下一件事中去，去争取成功。

抱怨看似是一种宣泄，但其背后隐藏的危害是巨大的，长期爱抱怨的人，无论从外形、神态，还是行动力方面来说，都会受到负能量的摧残。抱怨一次不会怎么样，但长期习惯性地抱怨，凡事都往消极方面想，就会形成负面的"思维定式"，是很难在做人、做事的过程中获得成长的，也是阻碍其进步的主要因素。

在日常的工作和生活中，我一发现自己有抱怨的情绪，就会十分警觉，适可而止，严格自律，把自己的心态调整过来，重回阳光下，以积极的心态去面对生活与工作的考验，我收获的是成长，也让成功充满无限的可能性。

决定我们人生高度的，并不是成功与失败多少次，而是我们遇到事情后的态度，每一次遇到事情，都以积极的心态去面对，那么最终我们收获的将是自己想要的未来。

费斯汀格法则是这样说的：生活中的10%是由发生在你身上的事情组成，而另外的90%则是由你对所发生的事情如何反应所决定的。

这个法则告诉我们，对待事情的态度直接决定了我们会过怎样的生活，而态度是可控的，关键是你的选择，是你控制的度。抱怨的情绪是负面的，因而要及时控制和调整，这样才不会造成心灵的内耗。

从今天开始，我希望每个人都过一种积极向上的人生，不抱怨，自律才能自在，专心做好每一件事，步步为营，脚踏实地，必有回响。

世界对你的态度取决于你对世界的态度，做一个对世界温柔以待的人，也一定会得到世界的善待。

第64章 懂得用不完美的眼光，欣赏不完美的人

接受自己的不完美，慢慢让自己一点一点变完美，这是一种智慧。

接受他人和世界的不完美，这是一种宽容，也是一种旷达。

我们都怀有不同程度的自卑感，因为我们都不是完美无缺的。而这世界上又有什么是完美无缺的呢？万物都有它的缺憾，我们要勇敢地直面这一点，并试图接受自己的不完美，也接受他人和世界的不完美。

在工作和生活中，每个人都想要追求更高的目标，当我们把目标定得很高的时候，刚开始我们激情满怀，但真正实施起来，却会因为目标难以实现而感到懊丧和自卑。我们怀揣的理想总是高于现实，尚未实现的梦想对我们来说，其实是一种无形的压力，像一只无形的大手，压得我们喘不过气来，也使我们发现自己是弱小的，是不完美的。当我们发现自己的不完美时，有的人产生了自卑的情绪，而有的人则选择了直面自己的不完美。我就是一个直面自己的不完美的人，并在工作和生活中继续努力，让自己一点一点变得完美。

一位著名诗人曾经说过：“所有伟大的人物都诞生于自

卑，都能将自卑化为升华的动力。”

也就是说，正因为自己的不完美，我们才有了更大的奋斗动力；正因为世界的不完美，我们才更有理由，也更有动力去改变它。从这一点来说，不完美也是一种机会，是一种变得更好的机会。比方说行业的不完美，就是一个机会，当行业存在各种问题，而我们成功解决了这些问题的时候，我们就比别人更接近成功。当客户带着各种问题来听我的课程，我帮助他们解决了这些问题的时候，我与客户就建立起深度的合作，我们就取得了共赢的结果。其实，从这一点来说，未来的美好正是建立在现在的不完美的基础上的，我们要接受现在的不完美，且一点一滴地去做，使事情越来越接近完美。

我是一个不完美的人，我感觉周围很多人都比我优秀，当我内心强大起来之后，会觉得我的内心是没有自卑的，我觉得周围的人比我优秀，这是一件好事，这意味着我可以获得更多的学习与成长的机会。我可以向周围优秀的人学习，而且我成长的空间比别人要大，只要我坚持不懈地努力，我在未来就会变得越来越完美。

在工作与生活中，我们不必刻意隐藏自己的不完美，也不必因为自己的不完美而感到自卑。坦然承认自己的不完美，就是一种自信的表现。每个人都有自己的优点，也有自己的缺点，坦然地接受这一切，接受自己的不完美，也接受他人和世界的不完美，这才是健康的心态。

大大方方地承认自己的不完美，脚踏实地地去努力变成更好的自己，毕竟万事万物都有裂痕，总会有那么点瑕疵。

2016 年在做公众演说的时候，当时我面对众人讲述我的梦想，哇，在现场我哭成了泪人，我就觉得人一定要有梦想，没有梦想就跟咸鱼一样。我讲到我从来深圳开始到现在，我的梦想是想帮助更多人，我想通过我的故事去影响一大批人，成就更多的人，帮助更多人实现生命的价值。在演讲的过程中，我觉得自己的使命感和责任感超强，很佩服自己，被自己的梦想感动了，觉得自己真的特别伟大。

现场很多听众听完我的演说后冲上舞台来签约，他们不仅被我的演说能量感动了，更被我的宏伟梦想感染了。这说明每个人都不是完美的，但结合在一起就会更完美。

我们每个人都不完美，但因为有了梦想，让我们变得完美。

在演说中，我常常会说，认可我的人，支持我的人，支持我的梦想的人，请你们上台。我记得 2016 年 9 月那次演讲，我干妈冲上来之后就紧紧抱住我，我感到好温暖。因此，我非常感恩她，我深知自己还有很多不足之处，但她愿意包容我，愿意接受不完美的我，这是一种胸怀，也说明她是一个没有“分别心”的人。从某种程度上来说，接受他人的不完美，就是对他人怀有一份温情，也是懂得共情与有同理心的表现。因为自己不是完美的，所以也就不要求他人和世界是完美的。

因为这是一个不完美的世界，所以我们要创造温暖、积极向上的良好环境，使自己处于关爱、和谐的人际关系中。不要封闭自己，要敞开心灵，让自己以更快的速度成长，助人为快乐之本，可以在帮助他人的过程中体现自己的价值。

万物都有裂痕，但我们不能只是用消极的态度去着眼于残缺的部分，因为即便是残缺的部分，也可以让阳光照射进来，有阳光，就代表蕴藏着一线希望。

“我”不完美，但“我们”则是完美的，世界不完美，但未来的世界一定会更美好！

第65章
我们在一起，就会了不起

心在一起，就是团队。

我觉得决定一个团队好与不好，不是里面人有多少，而是素养，是团队中的人是否都把团队的事当成自己的事。我们要的不是个人的成功，而是团队的成功，是团队中每个成员都能成功。

团队其实就是一个整体，整体是大于局部的，大家团结在一起，才会了不起，才能使团队发挥 1+1>2 的效果。不管是在教育培训行业，还是在大健康行业，我都觉得个人如果和他人协作得好，处理起事情来就能事半功倍；如果团队里面混乱，帮派林立，相互阻挡，就是事倍功半。所以，团队的核心是“人心”，正所谓：人心齐，泰山移。

团队成员必定要有共同目标、共同理念。如果有人一开始就反对，甚至不认同，这样的团队就是一盘散沙。如果是那种怕你成功，故意阻挡你的人，你就趁早远离，他们不会真的为你助力，在关键的时刻会成为你的绊脚石。所以，团队就是“人心”，我是一个以心换心的人，我在任何一个团队，都把团队的事当成我自己的事，而且，我十分愿意帮助团队中的其他成员取得成功，因为成就别人，同时也是在成就自己。

我总是用自己的成长，来帮助团队伙伴们一起成长。我最初出来学习就是为了我的团队，为了我原来的那些小伙伴能够跟着我一起去赚更多的钱、帮助更多的人，我发现自己能力不足的时候，就想去提升、去学习，先让自己成长，再带动整个团队成长，大家一起去做更大的事业，去赚更多的钱。

在团队中，随着自己地位的提升，我觉得自己责任太大，使命也太大了。我的老师讲过这样一句话：付出的爱越多，收获的爱就越多。通过这句话，我了解到了团队的意义和团队合作的真谛。小伙伴跟我一起共事，我却没能更好地去帮到他们，所以，我就激励自己更加奋发地去努力、去拼搏，不仅是为了我自己，更是为了我身后的团队。

但我时常觉得自己这种爱的能力还不够，所以我特别希望能够通过公众演说帮助团队更多的小伙伴成长。

我在学习公众演说的时候，经常会当着台下成百上千位同学和所有老师的面，分享自己的梦想和使命，分享自己的亲身经历，分享内心深处的故事。那一刻是痛苦的回忆，是情绪的释放，更是一种生命的绽放。

但这些都没关系，因为站上舞台已然是一种勇气，更是一种内心的自我释怀，可以让我们直面自己的内心，明确自己内心的梦想，这也是一直以来我希望能够通过公众演说去帮助更多人的重要原因。

所以，从我内心来讲，我是十分想通过自己的努力帮助团队成长的，我内心的这种急切和动力，外人其实很难了解，当我无处宣泄的时候，舞台就成了我宣泄的渠道。

那时，我的眼睛里是有光的，哭的同时又有点笑眯眯，有点奇奇怪怪，有时候觉得业绩已经是囊中之物，但在过程中付出的艰辛，是别人很难体会的。

所以，我是一个勇于担当的人，在团队中，我愿意付出更多，甚至愿意成为委曲求全的人，我宁愿自己难、自己委屈，也不愿意团队其他成员受委屈。而当我用自己的成长影响团队的时候，团队也在影响和鞭策着我不断前行。

我的团队中上下级之间互相信任，大家拧成一股绳，共同进步，身处这样的团队，我觉得是一种幸运，也是一种幸福。特别是一些核心团队，员工的有些品质，比如忠诚、可被信任、可被托付等，有时比能力更重要。

在工作中，我有时会碰到“踢皮球”的事，即互相推诿。推诿的原因不是他们能力不足，而是害怕承担责任，这时，我就会引导团队，通过自己示范来感染大家，使人人都把团队的事当成自己的事，大家有了团队荣誉感之后，行事做人也就完全不一样了。

对于一个团队来说，沟通是至关重要的。在信息不断传递和磋商中，最终达成共识。有了团队共识，团队才有力量，才能做成一些事。有什么话不要憋在肚子里，多和同事、领导交流，让他们多去了解自己，这样就可以避免很多无谓的误会与矛盾。

团队成员之间要换位思考，要有同理心与共情能力，也就是，己之所欲，也勿施于人。凡事不要带着自己的想法和情绪去思考，这样很容易走极端。遇到问题的时候多换位思考，这样才能让团队成员更好地融入团队，从而形成团队的战斗力。

在做事之前，请把负面情绪、烦恼抛开；在遇到困难之时，给自己和同事一个微笑，一起共渡难关。

和一群志同道合的人在一起，做着快乐的事业，收获快乐的人生，这是非常了不起的事，也是非常幸福的事。

第 66 章 浴火重生，更加坚定

我们总以为生活得很好，死亡仿佛就是遥遥无期的事情，可真的是这样吗？人死不能复生，生死只在一线之间，生命碎裂就如同破镜无法重圆，人不知道意外和明天哪个会先来，所以“命运无常”才是人生的真相。

死神好像总爱跟我玩擦肩而过的游戏。

2020 年冬至这天，我又经历了一次生命的洗礼。这天稀里糊涂经历了一场火灾，险些丧命。

那天夜里，我一个人睡在深圳的家里，但家里竟莫名其妙着火了，醒来时，我还来不及穿上一件厚实的衣服保护自己，火势就已经在我脚底下蔓延开来。当时我来不及思考其他，只是不停地问自己，隔壁家的小孩子怎么办？会不会有事？

我跑去厨房端了一盆水想要灭火，但全然无用，火势越来越凶猛，那一刻我体会到了什么是绝望和无助，根本顾不及家里的贵重物品，也来不及驻足，只能迅速地将门打开，大声地呼喊：“救命，快救救隔壁家的孩子！”

就这样，大冬天我来不及穿衣服，跑出大门已经没有了力气，只能趴在冰冷的走廊里大声呼喊着救命，好心的邻居拿了一件黑色的羽绒服将我包裹住，把我抱起来往她家里躲，并拨打了消防火警电话。

那时候我已经吸入了大量的浓烟，说话十分吃力，但我还在不停地说着：“快，快救救隔壁家的孩子，孩子是未来的希望！”

被送到医院的时候，我已经处于昏迷状态，浑身上下乌黑一片，多处被烧伤，尤其整个后背血肉模糊，但幸运的是，最终我还是醒了过来。

虽然没有生命危险，但是元气大伤，医生严令要求我要好好休养，但身为工作狂的我醒来后把医生的话抛之脑后，插着氧气管照样通过视频跟团队开会，对接工作，当时这一幕还感染到了同病房的人。

母亲说火烧财门旺，还说我跟凤凰一样涅槃重生，是那只火凤凰。也许吧，但我更想把每一次死神开的玩笑，当成是大难不死必有后福。

人生走过的每一步都算数，从来没有白走的路，尤其是那些充满泥泞、荆棘满地的路，所有的积累和努力都不会付诸东流，除非自己先放弃。

浴火重生，让我重新思考自己的人生，思考生命的意义。人生是无常的，我们要倍加珍惜自己的人生。要知道，即便我们经历了人生的风风雨雨，也改变不了世事无常这个道理，我们的幸福感是来源于一份安心与安全感，而不是来源于表面的东西。但是，表面的东西会有一种暗示，所以我还是会尽量让一切都变得更加完美。表象的背后，是我争分夺秒的努力付出，所有收获的成功，都是背后付出的无尽的努力。

人生无常，我们要倍加珍惜自己已经拥有的一切！

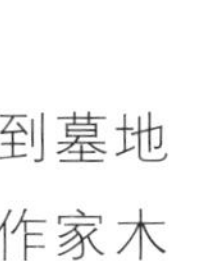

一位哲人说过：人生如果有什么事情想不通，到墓地看看就想通了。因为“墓地，就是人生的缩影”。作家木木说：人生最伟大的意义，就是在于即使我们知道了我们每一个人的大结局，但我们依然还认真地活在这个世上，因为，我们对这个世界充满期待。

没有经历过生死，是人生的一种万幸；经历过生死，更是人生中的一种大幸。

人只有经历过生与死，才能真正感受到生命的灿烂与辉煌！

除了生死，人生的一切事情都是小事，但我们的一生正是由一件一件小事构成的。

当我们领悟了生命的真谛时，会更加珍惜生活中一个又一个的小确幸。

我的前半生很辛苦，都是血泪史，但也改变了我的人生轨迹，对于过去遇到的所有人和事我都很感恩。未来，我希望自己能够学习更多国学知识，增强女性魅力和加强潜能激发方面的学习，关注身心成长。

出院之后，我回兰州好好休养了一段时间。那段时间，我每天都会思考这一路的经历。我把每一次的挫折都当作成长的礼物，别人对我的评价都是乐观开朗，身边的同学和朋友都很信赖我，不管我做什么，他们始终会认可我这个人。

死亡和灾难是不速之客，有时候它们的降临，甚至都不会敲敲门。所以，这世间，除了生死都是小事。所以，我坚定自己的信念，除了灾难、病痛，时时刻刻都要快乐。一定要善待自己，一定要过好当下，别说什么山高水长；

一定要不计较、不纠缠，足够快乐。爱了，就用力去爱；恨了，就让自己放下，放下才能成长，成长才能幸福。

一直以来，我都是一个坚强的女孩子，坚定生活，用力微笑；做起事来风风火火，但内心温柔，对世界和他人温柔以待。有钱赚，有人爱，这就是我对自己的期待，我要的是实实在在的幸福，不是海阔天空的妄想。没有闲事挂心头，却有真心来相拥，这就是好的日子。

当“命运无常”碰上了“青春正好”，我的故事就成了“浴火重生”。一场火灾，对我这样一个普通女子来说，已经是上天给的劫数了，但我却因此思考清楚了生命的意义，开始重新规划自己的人生，让自己今后的每一步都能对得起这如花般美好的年华。借村上春树《挪威的森林》里的一段话与大家共勉：“正值青春年华的我们，总会一次次不知觉望向远方，对远方的道路充满憧憬，尽管忽隐忽现，充满迷茫。有时候身边就像被浓雾紧紧包围，那种迷茫和无助只有自己能懂。尽管有点孤独，尽管带着迷茫和无奈，但我依然勇敢地面对，因为这就是我的青春，不是别人的，只属于我的。”

一个平凡的人却经历了这样有惊有险的火灾。每次聊起来，朋友总是说我“大难不死，必有后福”。其实经历过了，才知道好好活着就是最好的“后福”。所谓岁月催人老，过了这么多年，经过生命的考验，明白生命的真谛，所幸人安在，身也未老，我还能每天感受奋斗的艰辛与追梦的激情，真是一种幸福的体验。

愿你，既有盔甲，又有软肋；愿你，用力生活，认真热爱。

第67章
创业纵使头破血流，也要逆流而上

大健康行业遇上疫情，既是危机，也是机遇。创业路上，纵使头破血流，也要振作精神，逆流而上。追梦的路上，我们怎能停下自己的步伐?

疫情来袭，使我思考了很多问题。高度自律的人都是大神，我等凡人更愿意佛系养生。我们买跑鞋，但并不跑步；买智能手环，但仅限于监控步数和心率。其实，我们的人生应该更积极一些，积极行动，努力运动，并用养生产品保养自己，因为健康是无价的，健康是人生第一位的，只有健康才是1，其他都是0。以前，我总是把自己的梦想看得最重，认为人生最重要的是实现我的梦想，经过疫情和火灾的洗礼后，我仿佛一夜之间顿悟了，其实健康才是人生第一位的，没有了健康什么也没有。疫情之下，来店里的客人就少了，但疫情防控期间，也是我们宣传健康观念的重要契机。

当大家都面临疫情的时候，健康观念就更容易深入人心。

现代人工作压力大，导致很多人睡眠时间严重不足，而城市里一日胜过一日的嘈杂环境会进一步蚕食我们的睡眠时间。现代人生活不规律，熬夜、吃高热量大餐、高强度工作是基本操作，因此很多人都有亚健康问题，所以更加需要来我们理疗馆进行保养。

新冠疫情这只“黑天鹅”盘旋不去，给我们本就不易的生活和工作带来了新的难题。“抗疫”“宅家”生活暴露了人们未曾发现的健康痛点。随着疫情逐渐常态化，我们意识到了这将是一场全人类与病毒抗争的持久战，因此，健康养生成了未来的一种趋势。

疫情来袭，让我领悟到，创业是孤独且艰辛的旅程，一个优秀的创业者除了必备的人才、技术、资源、资金等硬件条件外，一颗成熟且强大的内心是必不可少的。因为对一家创业公司来讲，最重要的就是执行力，心智成熟的人的一个明显特征就是能够自我管理和自我驱动，面对疫情带来的各种困难，能迎难而上，而且，我从不抱怨，有“发生”必有“法生”，办法总比困难多。

“人生苦难重重”，这句话是世界上最伟大的真理之一。它的伟大，在于我们一旦想通了，就能实现人生的超越，也能坦然地面对人生的一切苦难、困难与挑战。只要知道人生是艰难的，真正理解并接受这一点，那么我们就再也不会对人生的苦难耿耿于怀了。

疫情，是全球性的挑战，每个人的危机都是同等的，但它带给每个人的机会却是不一样的，有的人能抓住契机，有的人对契机视而不见。

亲身经历疫情，让我明白人可以拒绝很多东西，但绝对不可以拒绝成熟。作为一个创业者，首先要做一个成熟的人，不要规避问题，也不要逃避痛苦，要勇于承担一切本应承担的，“欲戴王冠，必承其重”。规避问题和逃避痛苦，不及时处理，就要为此付出沉重的代价，承受更大的痛苦。

所以，主动去承担，主动去成长，才是真正的成功之道。

心智成熟不是一蹴而就的，它是一个艰苦的旅程，只要勇敢地面对自己的问题，心智就会逐渐成熟；一味地逃避问题，心智则会永远停滞不前。

然而，疫情防控期间，很多人却不愿正视它。在他们看来，似乎人生本该既舒适又顺利。他们不是怨天尤人，就是抱怨自己生而不幸，总是哀叹无数压力、困难、不顺，认为自己是世界上最不幸的人。然而，抱怨解决不了任何问题，只会造成内耗，使一切功败垂成。

美国开国先哲本杰明·富兰克林说过：“唯有痛苦才能给人带来教益。”面对问题，聪明者不因害怕痛苦而选择逃避，而是迎难而上，直至将其战胜为止。

创业是一项需要全身心投入的事业，只有具备积极的态度和务实的精神才能取得成功。而且，我勤奋努力且坚忍执着，我深知自己的优势，也明晰自己的不足，因此，我可以靠勤奋和努力赶超，报以巨大的热情投身于我所挚爱的事业，并为之奋斗不息。

坚韧且执着，全力以赴，永不言弃，希望永远都在，曙光已在路上。

第68章
记录星光满怀

曾经在无数孤独的黑夜，我凝望星空，夜空中每一颗闪耀的星星都让我满怀希望，它们为我指引方向，我希望将它们记录下来，将深藏在我内心深处的满天星辰记录下来，给在生活的迷宫里打转的朋友点燃一盏灯，送上一份爱。

对于我现在的团队或是未来将要加入我公司的团队，我希望“星光满怀”能成为他们的“家”，这也是我坚定创办新公司的重要原因。我在行业里摸爬滚打多年，经验、能力等各方面都具备了，就有了成立新公司的设想，也清楚未来发展的规划，我想把新公司打造起来，打造成一家规模很大的、很有实力的公司。

说实话，成立星光满怀（中山）健康产业有限公司，我并没有征询太多前辈老师的意见，也没有做好万全的准备，很迅速就上马了，我一直是这样敢想敢干，认准的事，十头牛也拉不回来。因为，我相信，凭借自己这么多年在行业内打拼的经验和资历，只要我用心去做，就一定能把新公司做起来。

经营新公司难，这是早已预料到的事情，别人在背后指指点点，说风凉话也是不可避免的，但我只会把这些当作是自己用草船借来的箭。这就是我，一个坚定而不服输的女子，愿意为了梦想付出我的一切，义无反顾地向自己的梦想飞奔而去。这个世界上并不缺少有梦想的人，但缺少真正为梦想逐鹿的人。

其实，开新公司，我的压力非常大，这个决定等于是把我这么多年积累的资金都投进去了，一旦失败就可能回到起点，风险极大，但我宁愿冒这个风险，也不愿意墨守成规，因为我的背后不是一个人，还有跟我一起打拼的团队，新公司是我想要给他们打造的温馨“大家庭”和爱的港湾，以及让他们发光发热的舞台。

创业这么多年，我已经不用证明自己的能力和价值，记录“星光满怀”，我更想为迷茫中的创业者带来希望，为面临困境的人们带来曙光。

创业并没有那么简单，不是凭着一时的激情就能成功的，能力、勇气、情商、财商都要有。

2022 年 8 月 14 日，在清远希尔顿高层战略核心会议上，黄飞鸿健康养生科技（广州）有限公司面临着改革机遇，我深思熟虑，背水一战，准备成立新公司。没有人能规避一切风险，如果等一切风险都规避掉，那机遇也会消失，因为风险与机遇本来就是并存的，世上哪里有十全十美的事，有七八分把握，该出手时就出手。

星光满怀，为爱起航！2022 年 10 月 20 日，我选择了星光满怀（中山）健康产业有限公司在这一天开业。2023 年 9 月 10 日，我选择了在教师节这天官宣我的《生命的重建——发现爱的力量》新书预售发布会。开弓没有回头箭，就是毅然决然想独立闯出一番事业，借一己之力，造福百姓，造福社会！

我既然决定去干，就风风火火，雷厉风行。我坚定了一个信念，这是我选择的事业，就算爬，我都得爬成功了。几十万元投进去了，我要让它产生几百万元、几千万元，甚至几个亿元的业绩。我不但敢想，而且敢干，硬着头皮都要成功。新公司的成立，让我更加有了力量，更加努力奋斗，持续地付出，相信时间会给我满意的答案。

对于新公司来说，我有很多不错的点子，比如办读书会，一周一次的读书会可以让人感觉很温暖，准备好茶点、水果，用真心与真诚把读书会的氛围营造得特别温馨。通过“免费”吸引客户前来，客户来了，生意也就来了，客户都很愿意来参加这样的活动，人气渐渐就火爆起来了。做生意，做的就是人气，解决了人气的问题，新公司也就成功起步，逐渐步入正轨了。

过去的你是谁并不重要，重要的是现在的你在做什么？未来你又将飞往何处？

过去的高光时刻，都是和团队一起创造的，成立新公司以后，未来的高光时刻将是以我自己为核心，围绕着无数信任和追随我的人去创造的，从零到无限，从无到有，我很享受这样的过程。因为我是一个富于想象力和创造力的人，我喜欢去创造一切美好的事物。在过去的日子里，我也曾一度将自己的心门关闭，直到我将这扇心门打开，才遇见了满天星辰。

在我成立新公司的那一刻，我更有理由将自己的星空与伙伴们分享，在这个全新创造的星空里，一定是群星闪烁的。有酸甜苦辣，也有人间温暖，回头看看，也是对自己的激励。过去，是别人为我撑起一片天；未来，我将为更多小伙伴撑起一片天，让他们像星星一样，在星光满怀这个平台上发光发热。

成立新公司，我心潮澎湃，星光满怀，眼里有光，心中有爱，未来值得最深切的期待。

人生是由一次又一次的选择构成的，而一次又一次的选择又是由一次又一次的勇敢构成的，为了我自己，为了我身边的小伙伴，更为了一个更美好的未来，我愿意豁出我自己，勇敢选择，努力去做，赢则封王，败则重来。

一路走来，我经历了很多，也成熟了很多，而成立新公司，标志着我已经可以独当一面，标志着我可以成为独立操盘者，也标志着我可以用自己的努力、经验和爱心，通过新公司这个平台去帮助更多人走向成功。

一颗星的闪烁不是我的目的，我要的是群星闪烁，我要的是星光满怀！

在逆境中活下来容易，如何活得漂亮却是难题，愿我们每个人都能活出自己的星空，拥抱满天星辰。

第69章
感谢生命中出现的每一个人

时光在行走，我的生命中人来人往，有我敬畏的老师，有与我并肩战斗的同事，有给我点拨与提携的贵人，也有与我血浓于水的亲人。在我生命中出现的每一个人，我都心怀感激之情，我深知你们的出现绝非偶然，一定是来帮助我、来关爱我的，也是来与我共享这满怀的星光的。

生活中若没有朋友，就像生活中没有阳光一样。在我生命中出现的每一个人，你们就是我生命中的阳光。你们的微笑，你们的善意，你们无私的帮助，都让我深深感动，你们照亮我，我的报答就是我能付出的所有，我就还之以满天星光。

财富不是朋友，而朋友是财富。在财富上，我不计较多与少，但朋友与情义，则是多多益善。我们相互感动、相互温暖，我们携手向前，共享成功的喜悦，也分担失意时的忧愁。学会爱，付出爱，付出的爱越多，收获的爱就越多。不要等到孤单了，才明白朋友的价值。朋友是一首浪漫的情诗，总有读不尽的韵致；朋友是一杯醇香的美酒，总有品不完的真味；朋友是一曲动听的旋律，总在心灵深处发出共鸣。

在我生命中出现的每一位好朋友、好师长都是正能量的典范。物以类聚，人以群分；近朱者赤，近墨者黑。我从身边那些优秀的人身上学到了很多，这都是榜样的力量。

正因为你们在我的生命中出现过，我的生命才会如此丰富；正因为你们在我的生命中出现过，我的人生才会如此精彩。你们如同我生命星空中的群星，让我得以仰望，让我得以享受星光满怀的温暖、温馨与温情，我的人生被你们照亮，我的未来因你们的相伴而更加精彩！

人生在世，不一定要交有钱有势的朋友，但一定要交有情有义的朋友，就像你们一样无私；不一定要交形影不离的朋友，但一定要交心里有你的朋友，就像你们一样始终把我放在心里最柔软的地方。

在我生命中出现的你们，曾无私帮助我成长，帮助我渡过生命中每一个难关，我有困难的时候，你们绝不袖手旁观，尽全力伸出援助之手，不会计较谁又欠了谁。无私源于爱，而爱源于心与心的同频共振。开心时为我欢欣，伤心时为我担心，我们心心相印，像星光一样相互辉映。

我从在我生命中出现的你们身上学会了诚实守信，学到了关爱，学到了礼貌，学到了坚强与乐观，学到了心胸宽广与脚踏实地，学到了做人做事的格局与卓越技能……

吸引力法则是没错的，我总是吸引正能量的人来到我的生命里，真诚的朋友能把我的事当自己的事办，全力以赴，从不敷衍；能把我当成他们的亲人看待，真心真意，绝不怠慢。这样的朋友，是我伤心时的依靠，也是我春风得意时的分享对象，忧伤同担，快乐同享，有友如此，夫复何求？

人生的旅程，能认识的人不少，能深交的人不多。而在我生命中出现的你们之所以能进入我的内心，那是因为你们总是那样真诚，以真心待我，当我失去信心时，对我微笑；当我懈怠时，拍拍我的肩，给我鼓励。我知道，能陪我笑的人不少，能陪我哭的人并不多，所以，我珍惜在我生命中出现的每一个人，你们的出现，就像是上天的安排，让我觉得人生充满了温情，也充满了希望和无限的可能。

真正的朋友，都是肝胆相照、荣辱与共的人。和善良的你们在一起，让我懂得关爱的重要；和宽厚的你们在一起，让我懂得宽容的意义；和阳光的你们在一起，让我的心里不会晦暗；和乐观的你们在一起，让我嘴角常带微笑；和智慧的你们在一起，让我做事机敏不迷茫；和有大格局的你们在一起，让我打开自己的格局，让我的人生从此一年一个样，越来越接近自己的梦想。

真正的朋友不一定形影不离，但一定心有灵犀，因为懂得彼此，所以更加珍惜；真正的朋友不一定锦上添花，但一定雪中送炭。在我生命中出现的你们就是不必时常想起，但永远也不会忘记的人。

人生最大的喜悦，就是能遇见同频的朋友，你点燃我的激情，我点燃你的梦想。

第70章 日子暖亮，星光满怀

四季变换着温度，山河交替着色彩，一路走来，星光满怀！

一滴水，不知道自己将是大海的一部分；一个简单的音符，不知道自己是一首雄壮的交响乐的一部分；一个平凡的人，也不知道他将是一个伟大的时代的一部分。

而我自己也是一颗星，我终究会知道我是星空的一部分，当我为梦想追逐，当我为成功喜悦，当我与朋友、亲人相拥，当我付出爱，得到爱的时候，我是满心欢喜的，我是满怀星光的。

大海或许不会在乎一滴水的存在，一首交响乐或许不会在乎一个音符的起落，一个伟大的时代或许不会在乎一个人的突然到来或突然离开，但这没有关系，只要我们相互在乎，我们的星光就彼此辉映。我们看似可有可无，可是如果没有我们，那么，大海、交响乐、大时代全都将不复存在。

我们每个人都是独一无二的存在，我们每个人都是一颗耀眼的星。

不知从何时起，习惯一个人在清晨坐在窗前，回忆着过往，也憧憬着新的一天将会发生什么美好的事情。清晨的阳光斜斜地从窗帘细缝中穿过，轻柔地落在我的身上，我总是欣然地决定，此生一定要做一个阳光的女子。

不知从何时起，习惯一个人在夜晚坐在窗前，构想着未来，也憧憬着未来无限的可能性。月亮的清辉与星辰的光芒从窗帘细缝中穿过，轻柔地落在我的身上，我总是遐思无限，此生一定要做一个无限美好的满怀星光的女子。

起心动念间，我许愿做一颗发光的星星，在自己生命的星空里做最耀眼的那一颗星星。

摊开双手，便轻而易举地捧住一把星光。看着它在掌纹间细细流淌，像时光一样轻盈，也像岁月一样厚重，像看见自己的年华，那么美好，令人动容，渐渐地湮没在我试图挽留它的瞬间，而新的星辉又再度轻柔地落在我的身上，让我成为光芒中的女子。

无论是刚刚经过或者早已远逝的曾经，都让人思慕不已，仰望星空的虔诚，追逐梦想的坚定，收获成功的喜悦，一切的一切，都是我生命里不可或缺的故事，每一页的故事都是我生命里一圈一圈的年轮，像春水动人的涟漪。群星闪烁的夜晚，我像群星中的一颗，在交相辉映中，照亮了迷醉于梦乡中的人们。有梦就去追，是星辰就尽情地释放自己的光芒，那是星空的深沉，也是青春的至美！

命运总是无常，但终将回归它最初的平静与极致之美。那些反复演绎过的悲欢离合，在经历岁月长河的洗礼之后，渐渐褪去了浮华。当夜幕降下，梦境升起之时，当华灯初上，星光满天之时，散发出青春的光芒，满怀的星光，与光共舞的日子，总是令人永生无法忘怀。

有太多的人和事，像是生命中有意无意的安排。如果我们是星辰，我们的光总是相互辉映，我们的人生轨迹在生命中重合，一起绽放出绚丽夺目的光，我们彼此照亮。星光不问赶路人，在追梦的路上，我们同频共振，成功之时，我们分享彼此的喜悦，也细数曾经的过往与似水流年。

历尽千帆，归来依旧是少年，星光满天，眸光与星光总是辉映，现在与未来总是邂逅于当下，珍惜此时此刻，珍惜眼前人，也珍惜我生命中出现的每一个人，心存感恩，感谢遇见！

学会珍惜，依旧是不羁的自我，依旧是携手相伴的伙伴们，依旧是充满希望的未来，依旧是“低头看花，抬头星海”的日子。永远微笑，像星辰永远发光；永远谦卑，像江河永远流向大海；永远温馨，像时光轻舞，总是无限美好。

脸上没有忧愁，心中没有彷徨，不辜负年华，斗转星移，日新月异，每一分每一秒都和更好的自己相遇，也愿我能成为你们黑暗中的星光，照亮你们未来的路！

日子暖亮，星光满怀！

《星光满怀》诗篇（三部曲）

望星

夜深人静的时候，

苍穹之上，星星在闪烁，

抬头望星，

星光中有我们的梦想，

星光不问赶路人，时光不负有心人。

我们的时代需要榜样，我们的身边更需要榜样！

他们就如同我们头顶的星光，

指引着前进的方向！

赞星

梦想如星辰，

我们要像航海者一样，

借点点星光的照亮而航行！

夜晚漫天星光，

跃动青春活力！

夜如歌，

星如火，

思绪燎原，梦想启程！

星光璀璨，一星点亮万星！

星海磅礴，用奋斗开启未来！

造星

星光知我心，

黑暗处，我就是星光，

众星，交相辉映！

聚心造星，

聚力造星，

以星造星，

榜样的力量是无穷的，

星光的感召是无限的，

星空中的星星就像，

一只只明亮的眼睛！

看着我，照着我，

激励我向前、向前、再向前！

与光同行，

与光共舞，

以光见证，

星光满怀，真爱无限！